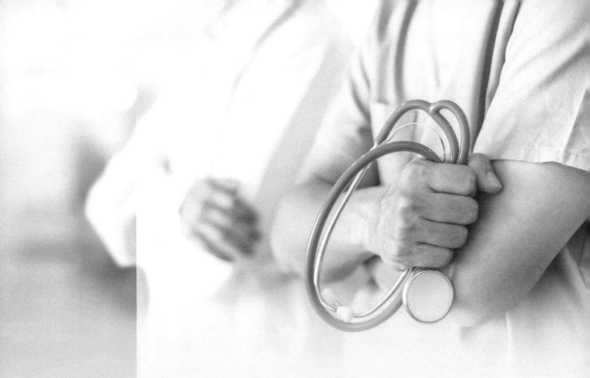

健康生活
家庭养护

JIANKANG SHENGHUO
JIATING YANGHU

汤永红 罗小艳 张芬 主编

张平 马小峰 副主编

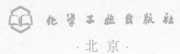
化学工业出版社

·北京·

内容简介

《健康生活家庭养护》分为常见的传染性疾病及其预防、常见慢性病防治与康复、常见疾病的家庭急救、妇科疾病与健康、儿童保健与营养、早期癌症的预防及筛查、好行为好营养全民健康向未来七篇，共20章。从医疗、预防、康复、保健等层面概述了常见疾病的特点、家庭急救处理及预防保健等多方面的知识。注重实用、通俗易懂。

本书作为医学科普书籍，旨在传播健康的科学知识，推行健康文明的生活方式，为提升全民健康素养，促进全民身心健康助力。

图书在版编目（CIP）数据

健康生活家庭养护/汤永红，罗小艳，张芬主编. —北京：化学工业出版社，2024.4
ISBN 978-7-122-45110-1

Ⅰ.①健… Ⅱ.①汤…②罗…③张… Ⅲ.①常见病-护理
Ⅳ.①R47

中国国家版本馆CIP数据核字（2024）第038896号

责任编辑：张雨璐　李植峰　　　　装帧设计：张　辉
责任校对：宋　夏

出版发行：化学工业出版社
　　　　　（北京市东城区青年湖南街13号　邮政编码100011）
印　　装：涿州市般润文化传播有限公司
710mm×1000mm　1/16　印张9¼　字数　149千字
2024年7月北京第1版第1次印刷

购书咨询：010-64518888　　　　售后服务：010-64518899
网　　址：http://www.cip.com.cn
凡购买本书，如有缺损质量问题，本社销售中心负责调换。

定　　价：58.00元　　　　　　　　版权所有　违者必究

编委名单

顾　问：刘正兴　杨洪峰

编委会主任：刘　英

编委会副主任：胡晓明　陈仲轩　李　智

主　编：汤永红　罗小艳　张　芬

副主编：马小峰　张　平

编委会成员（以姓名笔画为序）：

邓秋林　田　科　刘　英　刘正兴　刘龙飞　刘旭云

刘鸣江　刘晓日　刘益洲　汤永红　汤国辉　李　贤

李　智　李　程　李国娟　杨洪峰　吴　清　何香华

张　平　张　芬　张　恒　陈　莉　陈仲轩　陈诗亮

陈勇军　罗小艳　罗湘俊　赵来苹　胡　杨　胡小萍

胡晓明　钟哲峰　袁　梅　桂　黎　宾文凯　符　浩

谢松林　谢南丽

前言

习近平总书记在全国卫生与健康大会上提出：没有全民健康，就没有全面小康，要把人民健康放在优先发展的战略地位。《"健康中国2030"规划纲要》指出：推进健康中国建设，要坚持预防为主，推行健康文明的生活方式，减少疾病发生。要坚持共建共享、全民健康，坚持政府主导，动员全社会参与，突出解决好妇女儿童、老年人等重点人群的健康问题。

为了积极响应"健康中国"号召，倡导健康文明的生活方式，各级政府非常重视，号召广大群众积极树立大卫生、大健康观念，推动全民健身与全民健康深度融合。因此，我们邀请医学专家共同编写健康科普书籍《健康生活家庭养护》，旨在通过通俗易懂的语言、喜闻乐见的方式，让广大群众能在闲暇之余学习健康保健知识，改变不良生活习惯，提升全民健康素养。

《健康生活家庭养护》涵盖知识广泛，是集传染性疾病、慢性疾病、动物咬伤与中毒、常见疾病的家庭急救以及妇女儿童、老年人等重点人群的家庭急救处理及预防和保健于一体的科普书籍。编者通过近年来大数据分析，按照流行病学、创伤、中毒、慢性病特点及现代医学防护重点通过图文并茂的方式呈现；内容通俗易懂，便于实践操作。对于开阔视野、熟知保健知识、养成良好生活习惯、增强体魄等大有裨益。

本书虽然经过多次修改和审校，由于编者的能力有限，难免出现疏漏和不足，敬请广大读者提出宝贵意见和建议。编写过程中，我们参阅了大量资料和文献，在此一并表示衷心的谢意！

目录

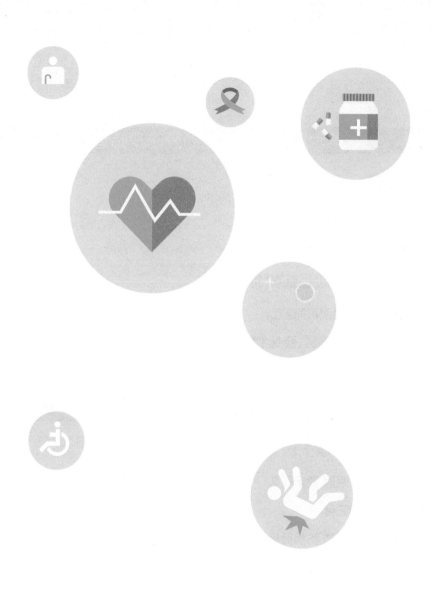

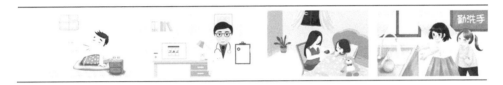

第一篇

常见的传染性疾病及预防

第一章 | 了解常见的传染性疾病

第一节
流感来了，你知多少？

> 发热、鼻塞、流涕、咳嗽、咽喉肿痛是感冒还是流感？需"捂汗""紧闭门窗"吗？需用"消炎药"吗？服用板蓝根可预防和治疗流感吗？怎样避免传染？

一、什么是流感？

流行性感冒（简称流感）是由流感病毒引起的急性呼吸道传染病。流行性感冒病毒简称流感病毒，包括人流感病毒和动物流感病毒，分为甲、乙、丙、丁4型。甲型流感病毒传染性强，人群普遍易感。人感染了流感病毒，具有潜伏期短、发病急剧、传播速度快、并发症多等特点，常引起大范围的暴发和流行，威胁人类健康和生命。

二、流感是如何传播的?

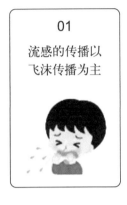

01

流感的传播以飞沫传播为主

02

其次是通过病毒污染的茶具、食具、毛巾等间接传播

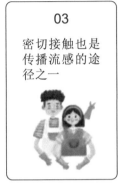

03

密切接触也是传播流感的途径之一

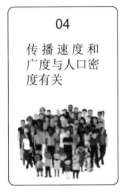

04

传播速度和广度与人口密度有关

三、流感的易感人群有哪些?

容易感染流感病毒的人群主要有以下四类人群。

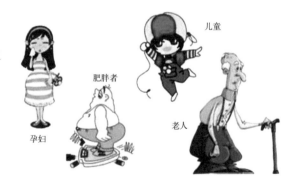

儿童

肥胖者

老人

孕妇

四、流感有哪些表现?

由流感病毒引起的急性呼吸道传染病，其主要表现为高热、头晕、头痛、全身酸痛、乏力等症状，少数患者表现为恶心、呕吐、腹泻等胃肠型流感。

五、流感和普通感冒的区别

项目	流感	普通感冒
病原体	流感病毒	冠状病毒、腺病毒、呼吸道合胞病毒等
潜伏期	1～7天	1天左右
症状	多为中高热（多在38.5℃以上，可达39～40℃），可伴头痛、关节肌肉酸痛、乏力、食欲减退等症状	主要表现为打喷嚏、鼻塞、流涕、咽部不适、咳嗽等呼吸道症状，可能伴有发热或全身症状
并发症	严重者可出现肺炎、呼吸困难、意识障碍等	一般没有

六、如何避免传染?

流感患者及隐性感染者为主要传染源。患者通过谈话、打喷嚏、咳嗽等方式,借助飞沫、空气将病毒直接传播，室内空气不流通则更易传播。流感患者咳嗽、咳痰、喷嚏时应用卫生纸捂好，切勿直接面对他人；到公共

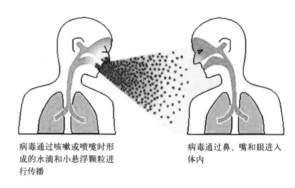

病毒通过咳嗽或喷嚏时形成的水滴和小悬浮颗粒进行传播

病毒通过鼻、嘴和眼进入体内

区域时请戴口罩，其到过的房间均需开窗、通风。凡接触过流感病毒者都可能患流感，应多休息、多饮水、提高免疫力、避免被传染。

七、如何预防?

注意衣物保暖，合理饮食，加强身体锻炼，多喝热水，保持良好的心态可以减少流感的发生。每年疾控中心都根据预测的流感流行株制定疫苗，因此，流感

易发季节前 1 ~ 2 个月接种流感疫苗能更好地预防流感。

八、如何治疗?

流感和普通感冒都是病毒所致，平时用的青霉素、头孢等"消炎药"只作用于细菌，对病毒无效，因此，需选用抗病毒药物治疗。有些流感有特效的抗病毒药，如奥司他韦。有发热、鼻塞、头痛、全身酸痛等症状可对症治疗，减少病痛。轻症患者通过饮水、喝汤等方式补充体液，适当休息，口服药物治疗即可，不需"捂汗""紧闭门窗"等方式保暖，更不需要打针输液。病情危重者、有基础疾病的老年人、孩子及免疫力差的人，易发展为肺炎。一旦出现流感症状，应及时前往医院就诊，完善血常规、胸片等检查，请医生把把关，规范治疗能让您更轻松、更早康复!

九、抵御病毒感染，提高自身免疫是关键

1.保持心情愉悦

（1）学会接纳自己的情绪

一旦感染流感病毒时，注意多休息，保持良好的心态，当自己感到不安或焦虑时，接纳自己的情绪,尽量拓展自己的视野，保持积极的心态，可以把室内运动和音乐结合起来，如瑜伽、冥想、练字等,都会成为有趣且难忘的记忆。

（2）保持心态平衡

放松心情，相信科学。保持良好的心态，不恐慌，不信谣、不传谣。保证充足的睡眠，规律作息。多运动，深呼吸，保持愉悦放松的心态。

2.强健体魄，加强运动

（1）保证睡眠，规律作息。根据《健康中国行动(2019—2030年)》提倡，成年人每日平均睡眠时间为 7 ~ 8 小时，高中生 8 小时，初中生 9 小时，小学生 10 小时。

（2）适度运动，减少久坐。利用有限的室内环境条件，积极进行身体活动，减少久坐或躺卧等静态生活时间。

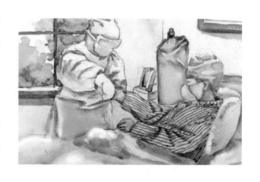

（3）加强体育运动，强健体魄。日常坚持有氧运动，如跑步、快走、游泳、骑车等。有氧运动每周要求训练3～5次，每次时间20～30分钟最佳，运动时注意循序渐进，逐步增强运动强度和时长，活动量因人而异，身体十分疲劳时，应及时调整训练。

3.合理营养，增强免疫

（1）保证一日三餐，按时吃饭，能量合理分配。

（2）每天半斤至八两主食，提供能量和维生素。

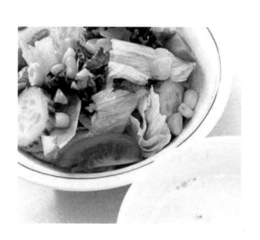

（3）每天三两至半斤鱼、禽、瘦肉、蛋类，半斤以上的奶类及其制品，保证适量优质蛋白、维生素、矿物质的供给。动物性食物要注意煮熟煮透，杜绝食用野生动物。

（4）一斤蔬菜，半斤水果。特殊时期建议选择耐存储的深色蔬菜，减少外出感染的风险。

（5）清淡饮食，少盐少油，控糖限酒。

（6）足量饮水，成年人每日饮水1500～1700ml(约7～8杯)，少量多次，首选温热白开水，也可选择淡茶水，尽量不喝含糖饮料。

第二节
可防可治的肺结核

一、什么是肺结核?

　　肺结核俗称"肺痨",是由结核分枝杆菌感染人体肺部引起的一种慢性传染病,是结核病中最常见的一种,主要传播方式是飞沫传播。人在体质差、抵抗力低下时容易被传染。

二、肺结核有哪些常见症状?

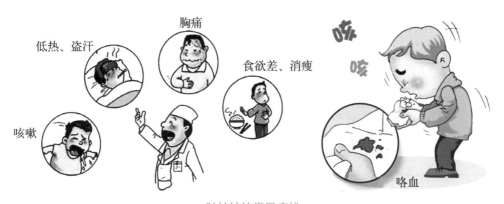

低热、盗汗　胸痛　食欲差、消瘦　咳嗽　咯血

肺结核的常见症状

三、肺结核可以治愈吗?

　　肺结核是一种可完全治愈的疾病,但治疗周期较长,多为6 ~ 12个月。只要按医嘱坚持治疗,绝大多数患者可通过服药治愈,所以疑似肺结核的患者建议尽早就医,早确诊,早治疗,早治愈。

四、如何预防？

① 新生儿接种卡介苗。

② 营养饮食，勤锻炼身体，提高自身免疫力。

③ 室内经常开窗通风，注意消毒。

④ 人群拥挤、环境密闭情况下注意戴口罩保护自己。

第三节
了解病毒性肝炎

一、什么是病毒性肝炎？

病毒性肝炎是由多种肝炎病毒引起的，以肝脏损害为主的一组全身性传染病。目前按病原学分类常见的有5类：甲型肝炎、乙型肝炎、丙型肝炎、丁型肝炎、戊型肝炎。

二、一表了解各类病毒性肝炎的传染源及传播途径

各类病毒性肝炎的传染源及传播途径

类型	甲型肝炎	乙型肝炎	丙型肝炎	丁型肝炎	戊型肝炎
传染源	急性期患者及隐性感染者	急、慢性乙型肝炎患者和病毒携带者	急、慢性丙型肝炎患者和病毒携带者	丁型肝炎患者和病毒携带者	急性期患者及隐性感染者
主要传播途径	粪－口途径	母婴传播；血液、体液传播；性传播	血液、体液传播；母婴传播；性传播	母婴传播；血液、体液传播；性传播	粪－口途径

三、病毒性肝炎有哪些临床表现?

各型病毒性肝炎临床表现相似,常见的有以下几种:疲乏、食欲减退、厌油、黄疸。

四、病毒性肝炎有哪些危害?

甲型肝炎、戊型肝炎是急性的,症状较明显,但一般预后比较好,不过也有急性肝衰竭导致死亡的,其中甲型肝炎病死率约为0.01%,戊型肝炎病死率为1%～5%。

乙型肝炎、丙型肝炎、丁型肝炎则悄无声息,容易发展成慢性,进而引起肝硬化,一旦进入肝硬化失代偿期,又可诱发消化道大出血、腹水、感染、肝性脑病、肝肾综合征等一系列并发症,最后发展为肝癌。乙型肝炎癌变率约为1%～17%;丙型肝炎10%～20%患者可发展为肝硬化,癌变率约为1%～5%。

五、感染了病毒性肝炎怎么办?

① 适当休息,如为急性肝炎,还需做好隔离措施。
② 合理饮食,适当食用高蛋白、高热量、高维生素易消化的饮食。
③ 心理平衡,树立正确的疾病观,建立耐心及信心。
④ 及时就医,在专科医生指导下进行治疗。

六、如何预防?

① 接种疫苗(我国已有甲型肝炎、乙型肝炎、戊型肝炎疫苗)。
② 搞好环境及个人卫生,避免病从口入。不要共用牙刷、剃须刀等可能划破出血的洁具。
③ 洁身自爱,安全性接触,禁止共用注射器。
④ 如有口腔溃疡或伤口,避免与病毒携带者共同就餐。

第四节
浅谈儿童常见传染病

一、儿童常见传染病有哪些?

　　幼儿及学龄儿童自身免疫力相对成人较低，是最容易患上传染病的人群。常见的有手足口病、麻疹、水痘、流行性腮腺炎。

二、一表教你识别儿童常见传染病的特点

传染病	传染源	传播途径	好发季节	好发年龄	主要临床表现	并发症
手足口病	手足口病患者及隐性感染者	直接接触，通过飞沫、鼻咽分泌物、粪便传播	夏秋季	5岁以下儿童	发热、口痛、厌食；口腔黏膜可见小疱疹或溃疡；手、足掌可见斑丘疹，后转为疱疹，疱疹也可见于臂、腿及臀部，躯干少见	脑炎、肺炎、心肌炎等

续表

传染病	传染源	传播途径	好发季节	好发年龄	主要临床表现	并发症
麻疹	麻疹患者	通过唾液、飞沫传播	冬春季	6个月至5岁小儿	首先出现发热，可伴有咳嗽、咽痛、流涕、乏力、厌食等。3～4天开始出现皮疹，首先见于耳后、发际，渐及前额、面颈部，自上而下遍及全身	喉炎、肺炎、心肌炎、脑炎等
水痘	水痘患者	通过唾液、飞沫传播，直接接触	冬春季	普遍易感	首先出现发热，1～2天后出现皮疹，以躯干部为主，同一部位斑丘疹、水疱、结痂可同时存在。可伴有咳嗽、食欲差、乏力等	皮疹继发细菌感染、肺炎、脑炎、肝炎等
流行性腮腺炎	流行性腮腺炎患者及隐性感染者	通过唾液、飞沫传播	冬春季	15岁以下	首先出现发热、食欲差、乏力等，1～2天后双侧腮腺开始肿大疼痛，食酸性食物可加重	脑膜炎、胰腺炎、睾丸炎、卵巢炎、心肌炎等

三、孩子感染了上述疾病，家长怎么办？

① 孩子一旦感染，家长不要慌张，首先是需要对孩子进行隔离，保证孩子得到充分的营养、水分及休息，如发热可先进行物理降温。

② 根据其发病特点，初步评估孩子感染了何种传染病。根据临床表现，家长可做一些简单处理：流行性腮腺炎患儿，应避免食用酸性食物，可予以口服板蓝根等清热解毒制剂并局部外敷青黛散类制剂，以减轻疼痛；手足口病患儿，需注意口腔卫生，口腔溃疡处可局部涂药；水痘患儿，需注意指甲清洁，避免患儿抓破疱疹继发感染，可使用炉甘石等药物外涂止痒。

③ 及时到医院就诊。

四、如何预防？

按要求接种疫苗；多开窗、勤通风；勤洗手；加强户外锻炼；养成良好的生活习惯。

四种传染病接种疫苗时间

年龄	接种疫苗	可预防的传染病
8 月龄	麻疹疫苗（第一剂）	麻疹
8 月龄	腮腺炎疫苗	流行性腮腺炎
12 月龄	水痘疫苗	水痘
6 月龄～3 岁	手足口病疫苗	手足口病
7 岁	麻疹疫苗（加强）	麻疹

第二章 | 常见传染病的预防

第一节
今天，你认真洗手了吗？

一、手有多脏你知道吗？

研究发现，每个人的双手平均携带 1000 万个病菌，甚至比我们常用的抹布、马桶坐垫还要脏。在生活、工作中我们往往在不经意间就会接触到大量病菌，而手是传播病菌的主要媒介，正确洗手可以降低感染疾病的风险，甚至可以挽救生命。

二、很多人认为自己的手洗得很干净，仔细看看你是否也经常有以下问题呢？

1.不脏不洗

手上的病原体肉眼无法看见，不脏不洗只会增加"病从手入"的概率。

2.以擦代洗

手绢、纸巾只能清除少量病原体。

3.用盆接水洗手

洗手时，盆里的水已经很脏了；多人合用一盆水洗手，污染程度更为严重。

4.洗手时间过短

泡搓时间短、冲洗次数少，对去除病原体作用不大。

5.洗手过勤

容易破坏手上的正常菌群，对手部皮肤造成伤害，造成脱皮甚至手部感染。

6.不用肥皂或洗手液

单纯水洗，实际上大量的病毒和细菌还停留在手上。

三、你会洗手吗?

正确洗手，一图教你"手"护健康。

洗手要求：注意用流动的水和使用肥皂（或皂液）洗手，每次洗手揉搓的时间不少于15秒。

洗手七字诀：内—外—夹—弓—大—立—腕。

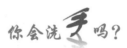

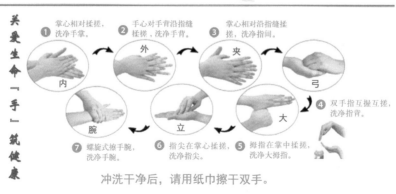

正确洗手方法

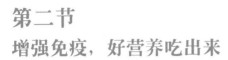

第二节
增强免疫，好营养吃出来

一、今天吃什么？

要按时吃饭，一日三餐，合理分配能量。

参照《中国居民膳食指南（2022）》：

① 每天250 ~ 400g主食类，可提供能量和维生素。

② 每天120 ~ 200g鱼、禽、瘦肉、蛋类，300 ~ 500g的奶类及其制品，保障优质蛋白、维生素、矿物质的供给。动物性食物煮熟煮透，拒绝食用野生动物。

③ 300 ~ 500g蔬菜、200 ~ 350g水果，特殊时期建议选择耐存储的深色蔬菜，减少外出感染的风险。

④ 清淡饮食在配餐上要注重色彩搭配，少盐少油，控糖限酒。

二、安全饮食，分餐共享

用餐期间要注意安全，多人吃饭时实行分餐或使用公筷公勺。

三、足量饮水，你喝了吗？

成年人饮水应少量多次，每日1500 ~ 1700ml（约7 ~ 8杯），尽量选择温热白开水，也可选择淡茶水，少喝含糖高的饮料。

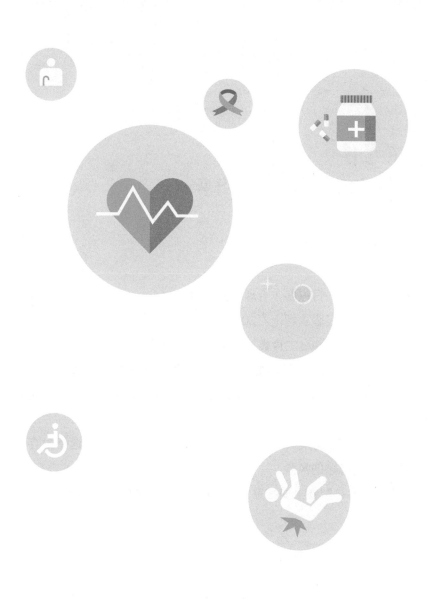

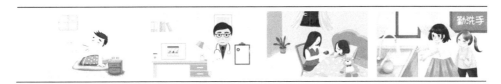

第二篇

常见慢性病防治与康复

第三章 | 呼吸系统疾病

第一节
慢阻肺，你身边的"沉默杀手"

一、慢阻肺是什么？

慢阻肺是慢性阻塞性肺疾病（COPD）的简称，是一种气流受限持续存在的慢性气道疾病，临床主要表现为反复咳嗽、咳痰，进行性加重的活动后呼吸困难。

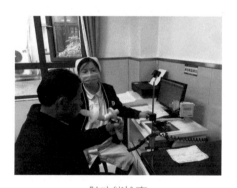

肺功能检查

二、慢阻肺的常见高危因素

1.吸烟

吸烟是慢阻肺的重要发病因素。吸烟者的肺功能异常率较高，肺功能的年下降率较快，吸烟者死于慢阻肺的人数较非吸烟者高。

2.职业性粉尘和化学物质

职业性粉尘及化学物质[烟雾、变应原（过敏原）、工业废气等]的浓度过大或与其接触时间过长，均能导致慢阻肺的发生。

3. 空气污染

某些化学气体对支气管黏膜有刺激和细胞毒性作用。其他如二氧化硅、煤尘、棉尘等也能刺激支气管黏膜，损害气道清除功能，为细菌入侵创造条件。

4. 感染

呼吸道感染是慢阻肺发病和加剧的重要原因。儿童期重度呼吸道感染和成年时的肺功能降低及呼吸道症状的发生密切相关。

三、如何判断自己是否得了慢阻肺?

判断方法其实不难。第一，咳嗽通常是慢阻肺的首发症状。初期咳嗽呈间歇性，早晨重，以后早晚或整日咳嗽，但夜间咳嗽不显著。第二，咳痰，咳嗽时咳少量黏痰，合并感染时，痰量增多，可有脓性痰。第三，气短或呼吸困难是慢阻肺的标志性症状，也是患者焦虑的主要原因，早期仅在劳力时出现。而后逐渐加重，甚至休息时也有气促。第四，喘息或胸闷，部分重度患者有喘息，胸部紧闷感通常发生于活动后。第五，全身症状，特别是重度患者会发生体重下降、食欲减退、外周肌肉萎缩和功能障碍、精神抑郁等症状。如果有以上症状，可能怀疑慢阻肺，建议前往医院进行检查确诊。

四、治疗慢阻肺要"先下手，早防治"

慢阻肺早期症状轻微，甚至没有症状，所以容易被忽视。如果有抽烟的嗜好，早期进行肺功能检查是确诊慢阻肺的黄金标准。慢阻肺的治疗是一场持久战，除了常规的药物治疗，患者要懂得疾病的自我管理。平时要通过坚持治疗来预防疾病的再次发作，而不是在复发时才接受治疗。另外，患者自身要提高对疾病的认识和自己处理疾病的能力，才能更好地配合医生治疗，减少病情的反复，维持病情稳定。要戒烟，戒烟能改善慢阻肺病情，提高生活质量。运动要适当，缓缓走动，避免气短。

五、慢阻肺患者，这些小运动做起来！

① 步行锻炼　方法简便，可以选用。步行的速度可根据自己的心功能情况而定，步行中可结合上肢扩胸式辅助动作，以增加效果。

② 登楼梯　登楼梯运动配合呼吸训练也是一种运动锻炼方式，先用鼻吸气，然后缩小口唇呼气，每登两级阶梯呼吸一次。

③ 骑三轮车　骑轻便三轮车，并携带氧气瓶吸氧，可保持舒适的胸部前倾体位，有利于呼吸及锻炼肌力。

④ 练太极拳　简易的太极拳锻炼可以协调患者呼吸与四肢的运动，提高慢阻肺患者的运动耐力，在一定程度上改善患者的肺功能。

第二节
春暖花开，小心哮喘！

一、什么是支气管哮喘？

支气管哮喘是一种气道慢性炎症，与气道高反应性相关。临床表现为反复发作的喘息、气促、胸闷或咳嗽等症状。

二、病因

1、遗传因素

哮喘患者亲属患病率高，亲缘关系越近，患病率越高；患者病情越严重，亲属患病率也越高。

2、促发因素

常见空气污染、吸烟等都可诱发哮喘发作。此外呼吸道感染、妊娠、剧烈运动、精神因素亦可诱发哮喘。

三、临床表现

发作时伴有哮鸣音的呼气性呼吸困难或发作性咳嗽、胸闷。严重者被迫采取坐位或端坐呼吸，干咳或咳大量白色泡沫痰，甚至出现发绀等症状。有时咳嗽是唯一的症状。

四、临床诊断

有典型症状和体征的患者即可确诊；不典型患者，应做肺功能、支气管舒张或激发试验，结果显示为阳性也可确诊。

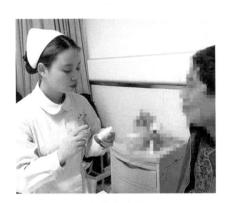

吸入药物的指导

五、治疗方法

① 消除病因和诱发原因。
② 防治过敏性鼻炎、反流性食管炎等疾病。
③ 免疫调节。
④ 正确使用吸入药物。

六、日常防护

① 居室内禁放花草、毛制品等。

② 忌食诱发哮喘的食物，如鱼、蛋、虾等。

③ 避免刺激性气体、灰尘和油烟等。

④ 避免精神紧张和剧烈运动。

⑤ 避免受凉及上呼吸道感染。

⑥ 寻找过敏原，避免接触过敏原。

⑦ 戒烟。

⑧ 如出现胸部发紧、呼吸不畅、喉部发痒、打喷嚏、咳嗽等症状，应及时告诉医护人员，及时采取措施。

第三节
肺心病患者，冬天要小心呵护

一、什么是肺心病？

肺心病（又称慢性肺源性心脏病）是由于肺、胸廓或肺动脉及其分支的慢性病变引起肺循环阻力增高，引起右心室肥厚，心肺功能受损，最后导致呼吸衰竭和心力衰竭的一种心脏病。肺心病是临床常见病、多发病之一，尤其是冬天，天气寒冷对呼吸道的刺激，再加上雾霾天气，都成了威胁肺心病患者健康的杀手。

二、肺心病发病原因

1.阻塞性疾病

如慢性支气管炎、支气管哮喘和支气管扩张等。

2.限制性疾病

如弥漫性肺间质纤维化、肺尘埃沉着

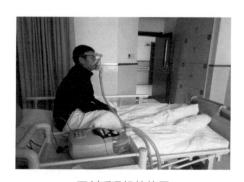

无创呼吸机的使用

病（尘肺）、肺纤维化、胸廓畸形、胸廓改型术后、胸膜纤维化、神经肌肉疾患（如脊髓灰质炎、肌营养不良等）、过度肥胖伴肺泡通气障碍等。

三、肺心病患者日常保健

① 保持生活规律　每日按时起床，按时休息。

② 保持室内空气流通　每天早上打开窗户，以换进新鲜空气。

③ 多参加户外活动　天气晴朗时，做一些力所能及的运动，例如打太极拳、做呼吸操，并且要持之以恒。

④ 注意膳食营养　肺心病患者原则上应少食多餐，多吃蔬菜水果等富含营养而且容易消化的食物　当有心衰伴有水肿的时候，应注意低盐饮食。

⑤ 注意防寒保暖　冬天到来时，肺心病患者要及时加衣服，尤其是外出的时候要注意保暖，避免着凉。

⑥ 彻底戒烟　肺心病患者一定要注意远离烟草，包括二手烟。

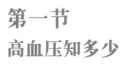

第四章 ｜ 心血管系统疾病

第一节
高血压知多少

一、什么是高血压?

高血压是一种常见的,以体循环动脉压增高为主要特征的临床症候群,正常成人安静状态下的血压范围较稳定,正常范围收缩压为90 ～ 139mmHg[①],舒张压为60 ～ 89mmHg。在非药物状态下,成人动脉收缩压≥140mmHg和(或)舒张压≥90mmHg,即为高血压。

二、血压升高可能出现哪些不适?

早期可能无症状或症状不明显,随着病程延长,血压明显而持续升高,逐渐

---

① 1mmHg~0.133kPa。

会出现各种症状，如头痛、头晕、注意力不集中、记忆力减退、肢体麻木、夜尿增多、心悸、胸闷、乏力等。

高血压的症状与血压水平有一定关联，多数症状在紧张或劳累后可加重；在清晨活动后血压可迅速升高，所以心脑血管事件多发生在清晨。当血压突然升高到一定程度时甚至会出现剧烈头痛、呕吐、心悸、眩晕、失眠等症状，严重时会发生神志不清、抽搐，并可能在短期内发生严重的心、脑、肾等器官的损害和病变，如脑卒中、心肌梗死、急性肾衰竭等。

三、高血压与哪些因素有关?

血压升高的常见因素	
遗传因素	大约 60% 的高血压患者有家族史，目前认为是多基因遗传所致
精神和环境因素	长期的精神紧张、激动、焦虑，受噪声或视觉刺激等也会引起血压升高
年龄因素	发病率有随着年龄增长而增高的趋势，40 岁以上者发病率高
生活习惯因素	膳食结构不合理，如摄入过多的钠盐、低钾饮食、大量饮酒、摄入过多的饱和脂肪酸均可使血压升高。吸烟可加速动脉粥样硬化，也是高血压的危险因素
药物的影响	避孕药、激素、消炎止痛药等均可影响血压
其他疾病的影响	肥胖、糖尿病、睡眠呼吸暂停低通气综合征、甲状腺疾病、肾动脉狭窄、肾脏实质损害、肾上腺占位性病变、嗜铬细胞瘤、其他神经内分泌肿瘤等

四、血压高了该怎么办?

① 初次发现血压升高不要惊慌，在去除疲劳、焦虑、紧张等因素后血压多可恢复正常，建议在平静休息状态下再次测量。

② 如果在非同一天多次测量显示血压升高，不论是否合并症状，均建议咨询专业医生再决定是否需要药物治疗。

③ 血压轻度偏高者一般可以通过戒烟、戒酒、减肥、清淡饮食、减少压力、去除疲劳紧张因素、适当锻炼等方式得到控制。

④ 如果发现血压急剧升高并伴有头晕、眼花、恶心、呕吐、视物不清、偏瘫、失语、意识障碍等症状，须立即就诊，切莫耽误治疗时间。

第二节
不敢小觑的冠心病

一、什么是冠心病？

冠心病是冠状动脉性心脏病的简称，是指因冠状动脉粥样硬化使血管腔阻塞或者使冠状动脉痉挛导致心肌缺血、缺氧而引起的心脏病。

二、如何用最简单的方式理解冠心病？

如果把心脏比作一片稻田，冠状动脉就是灌溉稻田的河道。冠心病就是在冠状动脉粥样硬化——河道被堵的情况下，稻田得不到灌溉，心脏这片稻田就会枯死。

三、冠心病一般可表现出哪些不适？

冠心病的症状多种多样，其中最典型者为体力劳动、剧烈运动及精神紧张时出现胸痛，休息或含服硝酸甘油及速效救心丸等药物可迅速缓解，除胸痛外还有胸闷、心悸、气短、头痛、腹痛、牙痛、腿痛、反复出现心律不齐、不明原因心动过速或过缓等症状。

此外，冠心病患者均存在突发急性心肌梗死的风险。若突然出现持续而剧烈的胸痛、胸闷、恶心、呕吐、大汗淋漓、剧烈头痛、腹痛、牙疼、咽喉烧灼感等不适，需提高警惕，建议尽快选择最近的医院就诊，并进行心电图检查，如果确诊为心肌梗死或高度怀疑者，需尽快转入有手术条件的医院立即进行手术治疗。心肌梗死是目前引起猝死最主要的原因之一，错过抢救时间很可能会导致患者死亡。

四、如何预防冠心病?

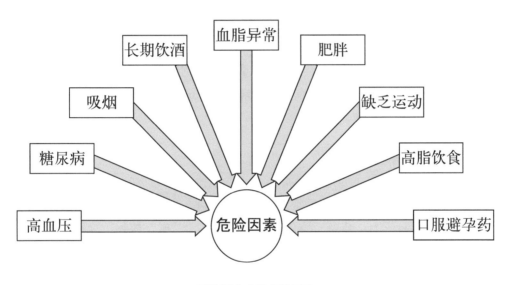

导致冠心病的危险因素

控制以上因素可达到有效预防及控制冠心病的目的。

五、正确认识冠心病

冠心病是一种发病率随年龄升高而增高的慢性心脏疾病，随着人们生活水平的提高，冠心病呈现出越来越年轻化的发病趋势。慢性冠心病导致心脏长期缺血，短期内主要表现为胸闷、胸痛、心悸等不适，长时间的冠心病将导致心脏肥大、心力衰竭，严重影响患者生活质量，故而对于这种慢性疾病，早期诊断及规范化治疗显得尤为重要。此外，冠心病急性发作具有突发性，建议所有冠心病患者随身携带急救药物，如硝酸甘油、速效救心丸等，初次用药前请咨询医生，按医嘱用药。

第三节
心力衰竭无小事

一、什么是心力衰竭?

心力衰竭简称心衰,是因各种急慢性心脏疾病导致心脏充盈或泵血能力下降,心排血量不能满足人体需要的一种疾病。根据心力衰竭发生的缓急,临床可分为急性心力衰竭和慢性心力衰竭。根据心力衰竭发生的部位可分为左心衰竭、右心衰竭和全心衰竭。在各种心脏疾病中,最常见的引起心力衰竭发生的是冠心病。

二、心力衰竭常见的症状

心力衰竭患者主要的特征表现为活动耐力下降,且病情越严重者活动耐力越差,常见症状有乏力、疲惫、胸闷、心悸、气短、咳嗽、咳痰、食欲减退、腹胀、嗳气、夜尿增多、下肢及全身浮肿,严重心力衰竭患者可出现夜间阵发性呼吸困难、憋喘、咳粉红色泡沫痰、端坐呼吸、不能平卧休息等症状。

三、哪些因素容易导致心力衰竭的发生?

在本身患有各种心脏病的基础上,一些因素可诱发心力衰竭的发生。常见的心力衰竭诱因如下。

① 感染,如感冒、发热、肺炎、感染性腹泻、风湿活动等各种炎症。

② 严重心律失常,特别是快速性心律失常如心房颤动、阵发性心动过速等。

③ 心脏负荷加大,如妊娠、分娩、大手术、过多过快地输液、过多摄入钠盐等导致心脏负荷增加。

④ 药物作用,如洋地黄中毒或不恰当地停用洋地黄等控制慢性心力衰竭的药物。

⑤ 过度的体力活动和情绪激动。

⑥ 其他疾病，如肺栓塞、甲状腺功能亢进（简称：甲亢）、贫血、乳头肌功能不全等。

四、心力衰竭患者日常生活指导

① 积极治疗冠心病、高血压、瓣膜病性心脏病等心脏原发疾病。

② 保持健康的生活习惯、健康的心态及平稳的情绪，戒烟、戒酒。

③ 清淡饮食，减少钠盐摄入，避免过多饮水，这样可以减轻心脏的负担。

④ 天气骤变时注意衣服增减，如若出现感冒、咳嗽、咳痰的情况，及时到医院就诊。

⑤ 病情稳定的情况下建议适当锻炼，在不诱发症状的前提下从床边活动开始逐步增加有氧运动，不建议参与剧烈运动。

第五章 ｜ 神经系统疾病

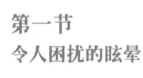

第一节
令人困扰的眩晕

一、什么是眩晕?

眩晕并非一种疾病,而是一种常见的不适感。大多数眩晕发作都有轻重不等的头重、头部昏沉等表现,人们常感觉"飘飘荡荡""摇摇晃晃""头晕眼花""头重脚轻",也可以有明显的外物或自身旋转感,伴有恶心、呕吐、出汗、面色苍白等。

二、警惕恶性眩晕

眩晕可以是脑血管病、脑肿瘤、偏头痛、感染等疾病的首要表现。我们需要警惕伴有头痛、面部或肢体麻木、无力,进食时有哽噎感、声音嘶哑、说话不流利、口角歪斜等表现的恶性眩晕。这类眩晕往往提示病情严重、预后不良，请及时就医。

三、眩晕不仅仅与脑部疾病相关

眩晕还可以由耳源性疾病、贫血、尿毒症、药物中毒等引起。最常见的有良性位置性眩晕，又称耳石症，与耳部疾病相关。此类眩晕常起病突然，与头部位置变化（比如起床或躺下时）相关，视物有旋转感或闭目有自身旋转感，常在不到1min内自行停止。这类眩晕行耳石复位治疗，效果佳。

四、眩晕有时也是一种心理问题

眩晕与心理因素也密切相关，眩晕患者很多有抑郁和焦虑症状。若您头晕已经存在很长一段时间且无明显变化、检查无明显异常、反复在多家医院治疗但效果不佳，此时应考虑心因性眩晕的可能。关注自己的心理健康，加强心理疏导，减轻紧张情绪，也是减少眩晕发生的一种有效方法。

五、针对眩晕，您应该怎么做？

眩晕发作常常并无先兆，生活中为避免或减少眩晕发作，建议清淡饮食，戒烟少酒，避免感冒受凉及情绪激动，积极控制血压、血糖、血脂。若有长期伏案工作的习惯，应注意定时休息，睡觉时选取合适高度的枕头（以压下后10cm为宜），忌颈部悬空。

眩晕急性发作时，立即停止活动，扶住周边可依靠的物体下蹲或躺下，尽量避免声音和光线的刺激，稳定情绪，防止过度紧张和焦虑，也可给予控制恶心、呕吐等症状的药物，对症处理。眩晕发作后的一段时间内适当减少活动。当伴有头痛、站立和行走不稳或肢体麻木、无力等不适时，请迅速拨打急救电话120，及时就医。

第二节
你了解头痛吗？

　　头痛是一种常见症状，头痛分原发性头痛和继发性头痛。如果出现头痛，建议先看神经内科，因为大部分头痛的主要发病原因均属于神经内科疾病。

一、原发性头痛主要类型及鉴别诊断

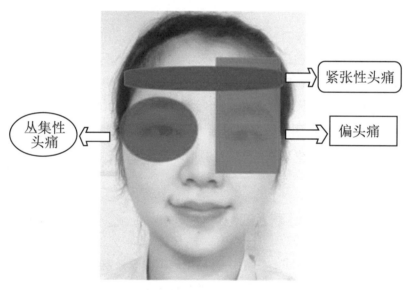

三种常见的原发性头痛的疼痛分布区

　　偏头痛常见偏侧额颞部疼痛；丛集性头痛多为一侧眶周疼痛；紧张性头痛多为头周缩样疼痛。

原发性头痛鉴别诊断

临床特点	偏头痛	紧张性头痛	丛集性头痛
比例（男：女）	1：2～3	2：3	9：1

续表

临床特点	偏头痛	紧张性头痛	丛集性头痛
偏侧	60% 单侧	弥漫性双侧	100% 单侧
部位	前额、眶周颞部、半侧头部	弥漫性	眶周
频率	1～4次／月	1～30次／月	1～3次／天（持续3～12个月）
疼痛程度	中度／重度	轻度／中度	极严重
持续时间	4～72h	不定	15min～3h
疼痛性质	搏动性	钝痛	尖痛、钻痛
伴随恶心／呕吐	明显	无	偶有
伴随畏光／恐声	明显	无	偶有

二、继发性头痛的分类

1.颅腔内疾病

① 颅内炎症性疾病：脑膜炎、脑炎、脑脓肿、蛛网膜炎等；

② 颅内肿瘤、寄生虫性囊肿及肉芽肿；

③ 脑血管疾病：脑卒中、高血压脑病、动脉瘤、静脉血栓形成等；

④ 头颅外伤；

⑤ 低颅压性头痛；

⑥ 头痛型癫痫、癫痫后头痛。

2.颅腔邻近的病变

① 头颅的骨膜炎、骨髓炎、颅骨畸形性骨炎；

② 三叉神经痛、舌咽神经痛及枕神经痛；

③ 眼病(青光眼等)；

④ 鼻窦炎、鼻咽癌;

⑤ 中耳炎及内耳炎;

⑥ 牙髓炎。

3.功能性头痛

又称精神原性头痛,主要是由心理因素引起的头痛。

三、头痛的处理原则

如果出现头痛,应及时到医院由医生评估病情,需要做一些必要检查,包括测血压、头颅CT或核磁共振检查、抽血化验等,确定发病原因或诱发因素,遵医嘱用药。缓解方式主要包括以下方面。

① 对因治疗 处理原发病及管理血压、改善循环或者由神经内科专科治疗。

② 对症止痛治疗 通常使用的止痛药物有阿司匹林、布洛芬等,另外还有针对神经性头痛的药物,包括加巴喷丁、卡马西平等。

③ 适当的镇静治疗 改善患者的焦虑、抑郁情绪。

④ 生活方式的干预 包括避免受凉感冒、光线刺激、情绪刺激,戒烟,戒酒,不饮咖啡,适当休息等。

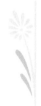

第三节
失眠那些事

一、什么叫失眠?

失眠是由入睡或睡眠维持困难所致的睡眠质量或时间达不到正常生理需求而影响白天社会功能的一种主观体验,是最常见的睡眠障碍性疾病。

二、为什么会失眠?

① 身体原因 躯体疾病和服用药物可以影响睡眠。如消化不良、头痛、背

痛、关节炎、心脏病、糖尿病、哮喘、鼻窦炎、溃疡病，或服用某些影响中枢神经的药物。

② 精神原因　可能的原因有压力过大、过度忧虑、紧张或焦虑、悲伤或抑郁、生气等。

③ 生活方式　由于生活方式引起睡眠问题也很常见。如饮用咖啡或浓茶、晚间饮酒、睡前进食过饱或晚饭时间较晚造成满腹食物尚未消化、大量吸烟、睡前剧烈的体力活动、睡前过度的精神活动、夜班工作、睡眠时间不规律等。

④ 环境因素　吵闹的睡眠环境或睡眠环境过于明亮、污染、拥挤。

三、怎样算是失眠?

① 入睡困难　上床后头脑越来越清醒，往事像放电影一样在脑海呈现，这多见于情绪紧张、焦虑人群；或者上床后并未想什么，但闭着眼睛就是睡不着，这多为习惯性失眠。

② 早醒　上床后容易入睡，但很早醒来，多见于老年人或心情抑郁情绪的人。

③ 睡眠浅　入睡后易惊醒，夜间多次醒来，自觉似睡非睡，醒后不解困，多见于躯体不适的人。

④ 睡眠节律被打乱　见于有时差反应者、夜间工作倒班者。

四、长期失眠会有什么危害?

① 神经衰弱，机体免疫力下降。

② 注意力不集中，学习、工作效率下降。

③ 并发以及影响内分泌系统、心血管系统、消化系统、泌尿系统、免疫系统、神经精神等多系统疾病。

五、失眠了，顺其自然最好

真正能够治好失眠的方法不多，必须找到患者失眠的主要原因才能更好地对因治疗，顺其自然是最好的办法。

1.改变对睡眠的认知

建立对睡眠的客观态度，害怕失眠的人往往把睡眠看得过分重要。睡眠成了生活的全部和负担，是导致失眠和加剧失眠的重要心理因素。

2.养成困了才睡的习惯

失眠者担心睡眠不够，早早躺在床上，希望能尽快入睡，结果却适得其反。睡眠是人身体的自然反应，困了自然想睡觉，不要人为地去控制。

3.白天不补觉

许多失眠者总认为晚上没睡够觉，白天补觉。其实，失眠者生物钟已经出现紊乱，白天睡得越多，晚上越睡不着。

4.多参加户外活动

失眠者应多参加户外运动，劳其筋骨、放松心情。不过睡前不要进行剧烈锻炼，可进行一些诸如散步、洗衣、拖地等简单乏味的体力活动，感到累了困了就上床睡觉，顺其自然地进入梦乡。

5.寻求医生帮助

① 采取药物治疗，常使用镇静催眠药，按照短期、小量、间断、按需的用药原则规范用药。

② 行为治疗是失眠的首选治疗方法，主要包括刺激控制治疗、睡眠限制治疗、放松训练和养成良好睡眠习惯等内容。

第四节
关注脑卒中，立即行动

一、人类的头号"杀手"——脑卒中

脑卒中又称脑血管意外、急性脑血管病。这种病来势凶猛，变化多端，犹如自然界的风一样善行数变，所以，中医把这类病称为脑中风。由于这种病的发生是脑血管意外地出现病变，发病突然，因此，又叫脑血管意外。

脑卒中具有"四高"特点。最新调查显示，脑卒中已成为我国居民第一位致死和致残的疾病。

脑卒中可分为出血性脑卒中和缺血性脑卒中两大类，前者包括脑出血、蛛网膜下腔出血；后者包括短暂性脑缺血发作、脑血栓形成和脑栓塞。大多数脑卒中是由高血压、糖尿病、心脏病、吸烟等引起。

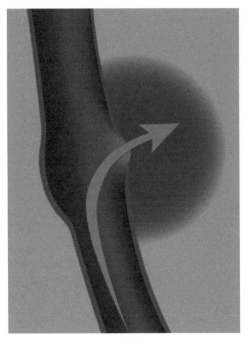

出血性脑卒中

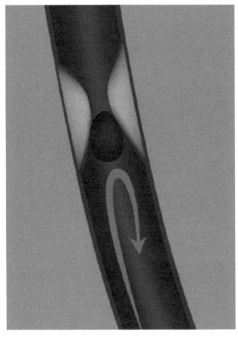

缺血性脑卒中

二、导致脑卒中的危险因素有哪些？

① 不可干预的危险因素 年龄、性别、种族、家族遗传性。

② 可干预的危险因素 高血压、糖尿病、高血脂、心脏病；吸烟、酗酒、肥胖、缺乏运动、不合理饮食、药物滥用等。

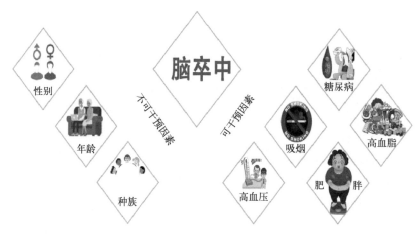

一图看懂导致脑卒中的危险因素

三、快速识别脑卒中

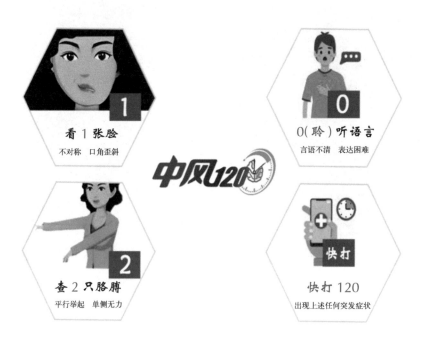

四、遇到脑卒中病人该如何急救?

应迅速联系120,送往有急救条件的医院,在发病6h内脑梗死患者有溶栓取栓的机会。在急救车抵达前可先做好以下几点:

① 病人仰卧,呈头高脚低位,以减轻颅内压;

② 昏迷病人应选择侧卧位，以防止呛咳或窒息；

③ 切记勿盲目给病人喂水或药物；

④ 保持呼吸道通畅，及时清除口鼻中的呕吐物及痰液；

⑤ 运送途中避免头部剧烈摇晃和震动。

五、这样做，助你远离脑卒中

① 定期体检，40 岁以上人群以一年一次为宜。

② 了解自己的血压，经常测量并控制好血压（≤140mmHg/90mmHg）。

③ 注意控制血脂，合理饮食或坚持服用降脂药物。

④ 积极防治糖尿病，把血糖控制在正常范围内。

⑤ 有心房颤动或其他心脏疾病者，应控制心脏疾病等高危因素。

⑥ 坚持健康的生活方式。

个体化
健康成人至少 3 ~ 4 次 / 周，
至少 40 分钟 / 次中等或以
上强度有氧运动

锻炼

饮食 生活方式干预 戒烟

多样化
减少钠，≤6 克 / 天
增加钾，≥4.7 克 / 天
少吃糖类和其他甜食

控制体重

限酒

限制酒精摄入，男
性≤25 克 / 天，
女性减半

远离脑卒中的生活方式干预

脑卒中危险评分卡

8 项危险因素（适用于 40 岁以上人群）		
高血压	☐	≥ 140mmHg/90mmHg

续表

8 项危险因素（适用于 40 岁以上人群）			
血脂情况	☐	血脂异常 或 不知道	
糖尿病	☐	有	
吸烟	☐	有	
心房颤动	☐	心跳不规律	
体重	☐	明显超重或肥胖	
运动	☐	缺乏运动	
脑卒中家族史	☐	有	
评估结果	高危	☐	存在 3 项及以上上述危险因素
		☐	既往有脑卒中病史
		☐	既往有短暂脑缺血发作病史
	中危	☐	有高血压、糖尿病、心房颤动之一者
如果您是脑卒中高危人群，请立即向医生咨询脑卒中的预防！			

第五节
令人烦恼的脑电波——癫痫

一、什么是癫痫？

癫痫俗称羊癫风，是大脑异常放电、产生大量异常脑电波导致暂时性脑功能紊乱的一种疾病，具有发作性、短暂性、重复性、刻板性等四大特点，发病时患者可表现为感觉异常、肢体抽搐、意识丧失、行为障碍或自主神经功能异常等。癫痫发病率高，是神经系统常见疾病之一。

二、癫痫的危害

癫痫发作可能导致摔伤、骨折、唇舌咬伤、吸入性肺炎、脑损害、智力下降等，尤其是癫痫持续状态损害更大，长时间发作导致体内水电解质平衡紊乱、脑水肿等，危及生命。

三、癫痫的病因

癫痫病因很复杂，颅内发育畸形、脑炎、脑卒中、脑肿瘤、脑外伤、脑内寄生虫病、代谢紊乱、家族遗传等是一些常见的原因。此外，还有很多患者，以现有的检查手段找不到明确的原因。

四、癫痫发作时旁人做到"三不、两保护"

"三不"即：① 不要强行约束或强抱患者；② 不要强行在患者口中塞入异物；③ 不要立刻喂食或药物，否则容易导致呕吐或窒息，此刻休息才是最重要的。

"两保护"即：① 保护患者的头部以及身体的安全，避免摔伤；② 保持患者呼吸道的畅通。

五、癫痫诊断有哪些方法？

① 详细询问患者本人、亲属或目击者，获取详细而完整的发作过程。

② 完善头颅磁共振、视频脑电图检查及血常规、肝肾功能检查，并且要定期复查。

③ 对于遗传相关性癫痫，可进行基因检测。

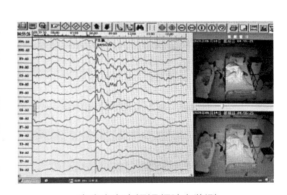

癫痫患者夜间视频脑电监测

六、癫痫治疗有哪些方法？

癫痫一旦确诊，一定要正规治疗、定期随访。大多数癫痫患者通过正规的药物治疗，病情都能够得到良好的控制。

第六章 ｜ 消化系统疾病

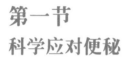

第一节
科学应对便秘

一、什么是便秘？

便秘是指排便次数减少、粪便干硬和排便困难的情况。排便次数减少是指每周排便少于3次。排便困难包括排便费力、排便不尽感、排便费时，甚至需手法辅助的排便。

二、病因和发病机制

① 不良生活习惯　食量少、进食粗粮少、进食高热量食物多、进食蔬菜水果少、饮水少；运动少、久坐、多卧；不良的排便习惯。

② 社会心理因素　精神压力大、心情抑郁和生活规律改变。

③ 某些疾病。

三、便秘的症状

每周排便少于3次，排便困难，每次排便时间长，排出粪便干结如羊粪且量少，排便后仍有粪便未排尽的感觉。

四、便秘有哪些危害?

便秘可能有影响美容、导致肥胖、产生体臭、饮食无味、神经衰弱、引发痛经、性欲减退、并发疾病、诱发癌症、造成猝死等问题。

五、便秘的自我调适与治疗

① 一般生活治疗。保持合理饮食和良好的生活习惯，多进食含纤维素多的食物（如某些水果、蔬菜、粗粮，如红薯等），保证每天纤维素摄入量（30g）、饮水量（1.5 ～ 2L），每日清晨起床后饮一杯温开水，适量食用油脂类、坚果类食物有助于预防便秘。

② 适当的活动和锻炼有利于胃肠功能的改善。

③ 每日应定时排便，特别建议在清晨或餐后2h排便，要着重指出的是建立良好的排便习惯是解决便秘的重要措施。

④ 保证充足的休息与睡眠。

⑤ 若上述治疗无效，及时就医，寻求专业医师的帮助。

第二节
腹泻的症状与治疗

一、什么是腹泻?

腹泻俗称拉肚子，是指排便次数增多（大于3次/天），或粪便量增加（大于

200g/d），或粪质稀薄（含水量大于80%）。腹泻通常伴有肛门不适、失禁和排便急迫感等症状。

二、腹泻的病因

1.急性腹泻

① 感染：包括病毒、细菌或寄生虫感染；

② 中毒：食物中毒，如进食未煮熟的扁豆、毒蘑菇中毒、河豚中毒、重金属中毒、农药中毒等；

③ 药物导致；

④ 其他疾病导致。

2.慢性腹泻

① 肠道感染性疾病；

② 肠道非感染性炎症；

③ 肠道肿瘤；

④ 小肠吸收不良；

⑤ 肠动力疾病；

⑥ 胃和肝胆胰疾病；

⑦ 全身疾病。

三、腹泻的主要症状

① 急性腹泻　起病急，病程在2～3周之内，腹痛、恶心、呕吐及发热，排血性便。

② 慢性腹泻　大便次数增多，每日排便在3次以上，便稀或不成形，有时伴黏液、脓血，持续两个月以上。

四、腹泻的家庭防护

① 注意饮水及饮食卫生，勤洗手，不要食用不洁、过期的食物。

② 肠道容易受刺激的患者应注意周围环境的清洁。

③ 乳糖不耐受者应避免食用全脂牛奶。

④ 注意休息、保暖，避免着凉。

⑤ 若反复腹泻，并不断加重，应及时就医。

第三节
日常如何预防幽门螺杆菌？

一、什么是幽门螺杆菌？

幽门螺杆菌，感染后主要引起慢性胃炎和消化性溃疡等疾病，与胃癌、胃黏膜相关淋巴组织淋巴瘤等疾病有密切的关系，被世界卫生组织列为第一类生物致癌因子。

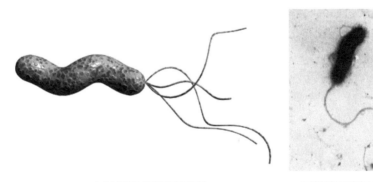

电脑模拟幽门螺杆菌株　　　　　显微镜下幽门螺杆菌

全球范围内，大概一半的人都感染过幽门螺杆菌，其感染率随着年龄增长而增加。我国感染率为50%左右。

二、传播途径

① 食用不洁净的食物或饮用不洁净的水。

② 接触了感染者的唾液、体液、呕吐物或粪便排泄物后，不洗手进食。

③ 与感染者长期密切接触。

④ 与感染者共餐，使用感染者用过的饮食器具。

⑤ 幼儿园和学校内儿童、学生之间的密切接触。

⑥ 直接口对口喂食或密切接触。

三、感染幽门螺杆菌可引起的症状

慢性上腹疼痛、饱胀、不适、恶心、呕吐、食欲减退、反酸、嗳气、晨起恶心等。

四、治疗

及时就医，寻求专业支持。

五、日常生活预防

① 集体用餐时提倡采用分餐制、公筷制，食具要注意消毒，避免接触感染。杜绝家长将食物嚼碎后喂给宝宝吃。

② 避免吸烟、喝酒，不吃辛辣、生冷等刺激性食物；饮食要营养丰富，少食多餐，细嚼慢咽。

③ 禁食生肉。

④ 注意口腔卫生。提倡每餐后刷牙和餐后漱口，定期更换牙刷，定期消毒餐具。

第四节
不要轻视脂肪肝

一、什么是脂肪肝？

脂肪肝是指由于各种原因引起的肝细胞内脂肪堆积过多而产生的病变。

二、常见病因有哪些?

肥胖、饮酒、快速减肥、营养不良、糖尿病、药物、妊娠等。

三、哪些人易得脂肪肝?

① 肥胖人群与糖尿病患者;

② 嗜酒和酗酒者;

③ 经常失眠、疲劳、不思茶饭、胃肠功能失调的人群;喜欢吃肥肉,油炸、油煎或奶油食品的人群;不喜欢运动的人群;营养不良的人群（太胖或太瘦的人都可能得脂肪肝）。

四、脂肪肝有哪些症状?

食欲不振、厌油厌食、疲倦乏力、腹胀、恶心、呕吐、体重减轻、消瘦、面色晦暗、尿少、牙龈出血、鼻出血、贫血、双下肢浮肿等。

五、脂肪肝的治疗

1.一般治疗

① 找出病因 如长期大量饮酒者应戒酒。营养过剩、肥胖者应严格控制饮食,使体重恢复正常。有脂肪肝的糖尿病患者应积极有效地控制血糖。营养不良性脂肪肝患者应适当增加营养,特别是蛋白质和维生素。

② 调整饮食结构 提倡高蛋白质、高维生素、低糖、低脂饮食。不吃或少吃动物性脂肪、甜食（包括含糖饮料）。多吃青菜、水果和富含纤维素的食物,以及高蛋白质的瘦肉、河鱼、豆制品等。不吃零食。睡前不加餐。

③ 生活调节 适当增加运动,促进体内脂肪消耗。主要选择有氧运动,比如慢跑、快走、骑自行车、上下楼梯、打羽毛球、跳绳和游泳等。

④ 适当补硒。

2.药物治疗

双环醇、谷胱甘肽、熊去氧胆酸、多烯磷脂酰胆碱、维生素E;中成药:益肝灵片、护肝片、甘草酸氨胶囊、甘草酸铵制剂、水飞蓟宾胶囊、三七脂肝丸、大黄利胆胶囊、红花清肝十三味丸、化滞柔肝颗粒等。

六、如何预防脂肪肝？

① 合理膳食。每日三餐粗细搭配，补充足量的蛋白质。禁酒戒烟。少吃过于油腻的食物，控制脂肪的摄入量，尤其要避免动物性脂肪的摄入。

② 适当运动。

③ 慎用药物。

④ 保持心情舒畅。

第五节
痔疮的防治

一、什么叫痔疮？

痔，或者称痔疮，是临床上一种常见疾病。它是由直肠下端的肛垫及其支持结构、血管及动静脉吻合支发生病理性肥大或移位引起的。

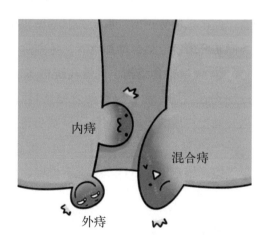

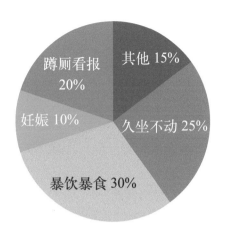

引起痔疮各原因比例分析

二、痔疮的形成

长期酗酒、饮食辛辣刺激以及肝硬化等基础疾病可诱发痔疮，控制上述因素可减少痔疮的发生及进展。

三、临床表现及分期分度

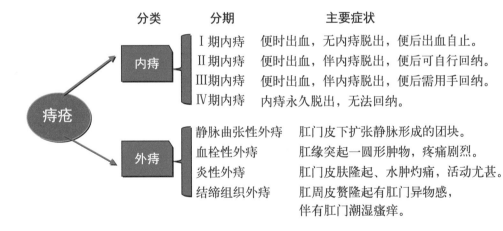

分类	分期	主要症状
内痔	Ⅰ期内痔	便时出血，无内痔脱出，便后出血自止。
	Ⅱ期内痔	便时出血，伴内痔脱出，便后可自行回纳。
	Ⅲ期内痔	便时出血，伴内痔脱出，便后需用手回纳。
	Ⅳ期内痔	内痔永久脱出，无法回纳。
外痔	静脉曲张性外痔	肛门皮下扩张静脉形成的团块。
	血栓性外痔	肛缘突起一圆形肿物，疼痛剧烈。
	炎性外痔	肛门皮肤隆起、水肿灼痛，活动尤甚。
	结缔组织外痔	肛周皮赘隆起有肛门异物感，伴有肛门潮湿瘙痒。

四、痔认识误区

目前临床上常常有三个误区：

① 便血就是痔疮惹的祸，可以不必太在意　殊不知很多肠道肿瘤、血液疾病等的临床表现也是便血，两者混淆容易耽误治疗。

② 痔疮切不干净，容易复发　其实只要合理地治疗，解除痔的临床症状，注意日常生活习惯，痔疮是可以治愈的。

③ 做痔疮手术很痛苦　长期出血、反复脱出、瘙痒、疼痛、排便困难的患者，由于存在手术恐惧心理，迟迟不进行手术治疗，导致比较严重的后果，最常见的结果是长期便血导致的贫血。现今，无痛、微创理念早已广泛运用于肛肠科手术，大部分病人的问题都可以通过轻松的方式解决。

五、痔的预防

① 适当活动。

② 坚持针对性的提肛运动。

③ 注意饮食调节。

④ 养成定时排便的习惯。

⑤ 有条件可以便后温浴。

⑥ 不要穿太紧的内裤和牛仔裤。

第七章 | 内分泌系统疾病

第一节
认识糖尿病

糖尿病是由于人的胰岛 B 细胞功能受损导致不能分泌足够的胰岛素或者虽然分泌了足够量的胰岛素但胰岛素的效力达不到该有的力度（也就是胰岛素抵抗）导致的血糖升高。糖尿病是一种发病机制复杂的疾病，是遗传因素和环境因素共同作用导致的。

一、什么样的人容易得糖尿病?

① 有糖尿病家族史。

② 年龄在 45 岁以上人群，随着年龄增长糖尿病发病率升高。

③ 肥胖以及有不良的饮食和生活习惯、缺乏锻炼的人群。

④ 既往有巨大胎儿分娩史的产妇。

二、糖尿病的典型症状

典型的糖尿病会有"三多一少"的症状，即多尿、多饮、多食和体重减轻。也有很多人没有上述症状。

三、如何诊断糖尿病?

符合以下情况之一者，就可以确诊得了糖尿病!

糖尿病诊断依据

诊断标准	静脉血浆葡萄糖水平/（mmol/L）
典型糖尿病症状加随机血糖	≥11.1
或加上空腹血糖	≥7.0
或加上口服葡萄糖负荷试验2h血糖	≥11.1
无典型症状者，需改日复查确认	糖化血红蛋白≥6.5%

注：空腹状态指至少8h没有进食热量；随机血糖指不考虑上次用餐时间，一天中任意时间的血糖，不能用来诊断空腹血糖异常或糖耐量异常。

四、如何预防糖尿病?

提倡健康的生活方式，平时吃七八分饱，少吃多动，杜绝肥胖，戒烟限酒，生活规律，体检时一定要查血糖。如果有糖尿病家族史，建议20岁以后每年检查空腹血糖和餐后2h血糖。当您遇到以下情况时，请及时监测血糖并尽快就医!

① 容易发生感染;

② 反复生疖长痈;

③ 伤口难以愈合;

④ 皮肤瘙痒（甚至难以入眠）;

⑤ 泡沫尿;

⑥ 视力减退或视物模糊;

⑦ 下肢麻木、烧灼感;

⑧ 男性性功能减退、勃起功能障碍（阳痿）。

五、糖尿病的家庭护理

目前糖尿病还不能被治愈，但是，只要进行科学的管理，糖尿病是完全可以被控制的，糖尿病患者完全可以像正常人一样生活!

① 饮食　糖尿病患者饮食的原则是总量控制，营养均衡。此外糖尿病患者需更加注意尽量少吃甜食和油腻食物。

② 运动　运动以有氧运动为主，每周至少3 ~ 5次，从吃第一口饭算起的饭后1h开始运动，每次运动的时间为30 ~ 40min。常见的运动是快步走，也可以根据个人喜好选择运动方式，但一定要循序渐进，量力而行，以运动后心情舒畅、微微出汗为宜，不需大汗淋漓。

③ 监测　完善监测记录，做好日常管理，方便医生了解病情变化，及时发现并解决问题，制订或调整合适的治疗方案。不仅如此，每次随访，医院的检查结果也要保存好，以便掌握病情发展情况。注意观察药物疗效及不良反应。

④ 了解药物不良反应　降糖药物有很多，医师会根据患者情况制订降糖方案，使用时要了解药物的不良反应。

⑤ 控制血糖、血压、血脂达标，预防并发症。

⑥ 皮肤清洁　糖尿病患者容易发生疖、痈等软组织感染，故保持皮肤清洁非常重要。勤洗头、洗澡，勤换内衣，保持床铺清洁平展，一旦发生疖、痈等，要及时处理。

⑦ 患者随身带一张卡，卡上注明诊断结果、单位地址、家庭地址，一旦发生低血糖、酮症酸中毒昏迷等，便于治疗抢救和联系。

⑧ 随身携带含糖食物，一旦发生头昏、出汗、心慌、手抖等症状，立即进食含糖食物，严重甚至昏迷的患者立即送医院。

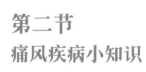

第二节
痛风疾病小知识

一、什么是痛风?

痛风是由于嘌呤代谢紊乱导致血尿酸增加, 尿酸盐结晶沉积在关节滑膜、滑囊、软骨及其他组织引起的反复发作性疾病, 重者可出现关节残疾和肾功能不全。

二、痛风的临床表现

1.无症状期

有高尿酸血症而无临床症状。

2.急性期

多有诱因, 近2/3的患者第一跖趾关节受累, 出现红、肿、热、痛和功能障碍; 其次是跗跖关节、踝和足跟。数天或2周内自行缓解。

3.慢性痛风石病变期

长期显著的高尿酸血症, 造成大量尿酸盐沉积于皮下、关节、软骨、骨质等。关节内沉积的大量痛风石可造成关节骨质破坏、关节周围纤维化和继发性退行性改变。

4.肾脏病变

痛风性肾病: 蛋白尿、水肿、高血压、肾功能不全、尿毒症;

尿酸性肾结石: 尿酸结石呈泥沙样, 常无症状, 结石较大者可有肾绞痛、血尿、尿路感染。

三、痛风的治疗和预防

1.保持理想体重

痛风常并发糖尿病、冠心病、高血压等，降低体重可减少急性发作。

2.合理的饮食调理，避免高嘌呤饮食

动物内脏（尤其是脑、肝、肾）、海产品（尤其是海鱼、贝壳等）和浓肉汤含嘌呤较高。鱼类、肉类、豆类也含有一定量嘌呤，各种谷类、蔬菜、牛奶、鸡蛋等含嘌呤最少，而且蔬菜等属于碱性食物，有助于降尿酸，应多进食。

3.戒酒

嘌呤含量依酒精饮料种类不同而各异，一般含量规律为：陈年黄酒>啤酒>普通黄酒>白酒。

4.多饮水

建议每天2～3L，有助于尿酸的排出。

5.减少果糖的摄入

富含果糖的饮料和水果（苹果、梨、提子、芒果、樱桃、柚子、桃子等）明显增加血尿酸水平，其对血尿酸的影响比白酒更明显，与啤酒相当，应少食。

6.适量的运动

适当的运动有益于降低血尿酸，剧烈/过度运动导致体内尿酸水平上升。

7.注意休息

痛风性关节炎急性发作时要绝对卧床休息，抬高患肢，避免负重，可在受累关节给予冰敷或25%硫酸镁湿敷，消除关节的肿胀和疼痛。

8.正确用药

在医生指导下正确用药，定期复查血尿酸，将血尿酸控制在目标范围内。

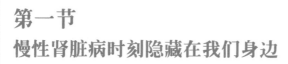

第八章 ｜ 泌尿系统疾病

第一节
慢性肾脏病时刻隐藏在我们身边

一、什么是慢性肾脏病？

慢性肾脏病（CKD）是指各种原因引起的肾脏结构和功能障碍在3个月以上，包括肾小球滤过率（GFR）正常和不正常的病理损伤，血液或尿液成分异常，以及影像学检查异常，或不明原因的GFR下降（GFR<60ml/min）超过3个月。常见的肾脏损伤标志有蛋白尿、肉眼或镜下可见血尿、肾占位病变、肾移植等。

早期症状表现轻微或没有不适，或有夜尿增多、乏力、腰痛、水肿等非特异表现，常被忽略。随病情进展，可出现食欲下降、乏力、疲劳、血压高、水肿、排尿异常、皮肤瘙痒等；进而，出现恶心、呕吐、胸闷气促、尿少、贫血、神志改变、心律失常等，甚至危及生命。

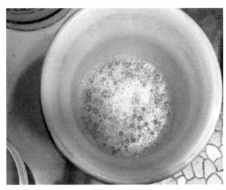 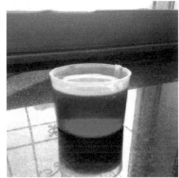

泡沫尿　　　　　　　　　　　　　　血尿

二、哪些情况是导致肾病的原因?

很多原因均可造成肾损伤，常见的有肾炎、多囊肾、肾盂肾炎、糖尿病、高血压、泌尿系结石、痛风、肿瘤、肾毒性药物及某些化妆品等。

三、慢性肾脏病的防治

① 早诊断　定期体检（包括肝肾功能、血钙血钾、尿常规及尿微量蛋白测定、泌尿系彩超等项目）。

② 早转诊　确诊后到肾病专科就诊，寻找诱发原因和加重原因，积极改变生活方式（戒烟戒酒，规律作息，勿过度劳累，避免有害物质及不明药物、食物摄入），去除诱因。

③ 早治疗　治疗原发病、并发症和合并症。

④ 早准备　早日做好肾脏替代治疗的心理准备及相关知识的储备。

四、肾病晚期的替代治疗

血液透析、腹膜透析、肾移植；三者也可相互转换成一体化治疗。在使用这三种方法治疗前均需完成相应检查。

第二节
前列腺增生，排尿异常怎么办？

一、什么是前列腺增生？

前列腺增生是前列腺的一种良性病变，多发生于50岁以上的中老年男性，是影响中老年男性健康的常见病。主要有夜尿次数增多、尿频、尿急、尿流细弱、尿不尽、排尿费力等临床表现。

二、引起前列腺增生的原因有哪些？

两个主要因素是年龄和有功能的睾丸，睾丸分泌的雄激素是刺激前列腺增生的活性激素。

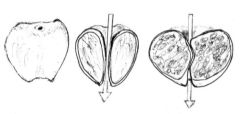

环境因素及饮食习惯：比如高蛋白饮食。

不良的生活习惯：生活作息不规律、酗酒、吸烟、久坐、缺乏锻炼等。

性生活失调：过度的性生活会使前列腺组织充血而出现增生。

三、前列腺增生诊断

① 临床表现：排尿费力、夜尿增多、尿频、尿急、尿不尽等。
② 辅助检查：直肠指检、前列腺彩超等检查。

四、前列腺增生的治疗方法

① 观察治疗　适合症状轻的患者，注意改变不良的生活方式并留意症状的变化，定期复查。

② 药物治疗　口服药物，α-受体阻滞剂类，如盐酸坦洛新缓释片，效果好、体积小、易服用；激素类药物，如非那雄胺片。

③ 手术治疗　症状重、药物治疗效果不佳者最好选择外科治疗。手术方式有：开放手术、经尿道前列腺电切手术、腔镜下前列腺剜除术等。

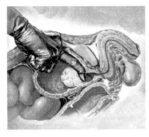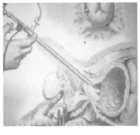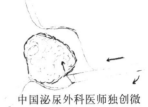

中国泌尿外科医师独创微创腔镜前列腺剜除术

| 开放手术 | 经尿道前列腺电切手术 | 腔镜下前列腺剜除术 |

五、前列腺增生的预防

① 保持心情舒畅，多锻炼，避免久坐和长时间骑自行车。

② 避免进食辛辣刺激性食物，不饮酒，多吃新鲜水果、蔬菜。

③ 避免性生活过频以及长期不射精或频繁手淫。

第三节
泌尿系结石

一、什么是泌尿系结石？

泌尿系结石即尿路结石，包括肾结石、输尿管结石、膀胱结石、尿道结石，最常见的是肾结石与输尿管结石。

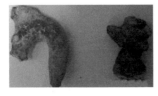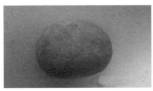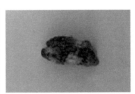

肾结石　　　　　输尿管结石　　　　　膀胱结石

二、结石形成的因素

① 代谢异常：甲状腺功能亢进（甲亢）、皮质醇增多症等。

② 尿路梗阻、狭窄、感染等。

③ 长期服用磺胺类药物、乙酰唑胺、维生素D等。

④ 饮水水质、进食动物蛋白过多等也会影响结石形成。

三、泌尿系结石的症状

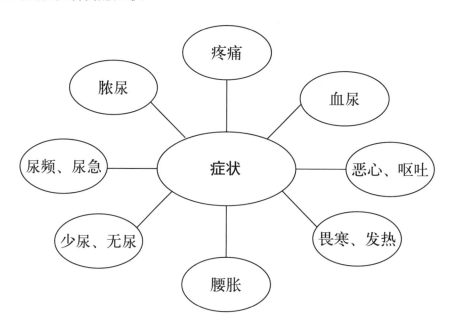

四、泌尿系结石的治疗方法

1.药物治疗

对于结石直径＜0.6cm、表面光滑、结石以下尿路无梗阻的患者可用排石、解痉、止痛药物治疗；同时多饮水，适当运动。常用排石药物有：复方石淋通、间苯三酚等。

2.体外冲击波碎石

适用于部分直径≤2cm的泌尿系结石，但治疗效果与结石性质、部位、大小等相关，术后易出现血尿、"石街"、继发感染和绞痛等症状。

3.手术治疗

目前绝大部分都可以通过微创的方式治疗，可根据结石部位选择：经皮肾镜碎石取石、输尿管镜碎石取石、腹腔镜取石、膀胱镜碎石取石。极少数结石需要选择开刀手术治疗。

五、泌尿系结石的预防

① 多喝水、多运动、少喝浓茶饮料。

② 合理饮食。少吃海鲜、动物内脏，多吃水果、蔬菜及粗粮。

③ 去除诱因。积极治疗泌尿系感染、甲状腺功能亢进、尿路梗阻等疾病。

第九章 | 血液系统疾病

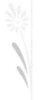

第一节
常被忽视的贫血

一、什么叫贫血?

贫血是指人体外周血红细胞容量减少,即单位容积内血红蛋白(Hb)的浓度、红细胞(RBC)计数和／或红细胞比容(HCT)低于相同性别、年龄和地区的正常参考值下限的一种病理状态或者综合征。贫血不是一种独立的疾病,而是很多种疾病的一种症状!

我国诊断贫血的标准:

成年男性: Hb < 120g/L;

成年女性: Hb < 110g/L;

妊娠时: Hb < 100g/L。

二、贫血对人体的危害

心悸、气促、心绞痛、心衰、心脏扩大、杂音、心电图 ECG 改变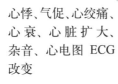

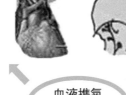 头晕、耳鸣、注意力不集中、意识障碍等

共性：疲倦 血液携氧能力降低 乏力、皮肤黏膜苍白

腹胀、恶心、纳差、黄疸、脾大、舌炎、口腔炎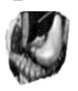

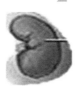 夜尿增多、蛋白尿、月经失调

贫血对人体的危害

三、引起贫血的疾病

1.红细胞生成减少

（1）造血物质缺乏

① 铁：缺铁性贫血；

② 维生素 B_{12} 和叶酸：巨幼细胞贫血。

（2）骨髓疾病

① 恶性血液病：急性白血病、淋巴瘤、骨髓瘤等；

② 恶性肿瘤骨髓转移。

（3）慢性全身性疾病

① 肾脏疾病、自身免疫性疾病、慢性感染；

② 铅中毒、艾滋病（获得性免疫缺陷综合征，AIDS）。

2.红细胞破坏过多

（1）红细胞自身缺陷

① 地中海贫血；

② 蚕豆病（葡萄糖-6-磷酸脱氢酶缺乏症）；

③ 遗传性球形红细胞增多症。

（2）免疫破坏　自身免疫性溶血性贫血。

（3）机械性损伤　微血管病性溶血性贫血。

（4）理化因素　大面积烧伤、蛇咬伤。

（5）脾功能亢进（脾亢）。

（6）原虫感染　疟疾。

3.红细胞丢失——失血

（1）急性失血　消化道溃疡、肿瘤等引起的大出血或者外伤出血。

（2）慢性失血

① 消化道溃疡、肿瘤、痔疮、月经等导致的慢性失血（成年人最常见的病因）；

② 寄生虫感染失血。

四、贫血的临床表现

有头晕、乏力、记忆力减退、注意力不集中、活动后心慌和气促等表现，可能是贫血，建议去医院检查血常规，判断是否贫血。

五、贫血的治疗原则

及时到医院就诊，若出现贫血症状，应立即查明病因，遵医嘱治疗。千万不要私自服用补血药，以免掩盖病情、延误治疗！

第二节
白血病——人类的梦魇

一、什么是白血病?

　　白血病是一类造血干细胞的恶性克隆性疾病，俗称血癌。其特点是异常白细胞及其幼稚细胞（白血病细胞）在骨髓和其他造血组织中异常增生，并浸润、破坏全身各组织器官，导致机体出现贫血、出血、感染及组织器官浸润等临床表现。

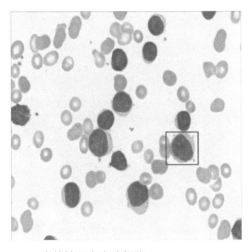

高倍镜下白血病细胞

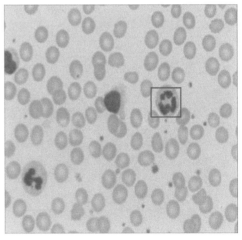

高倍镜下正常白细胞

二、白血病的病因

　　目前白血病的病因尚未完全清楚，多种因素可能参与发病。

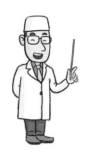

病　　毒
放　射　线
化学因素
遗传因素
→ （机体免疫
功能缺陷）→ 恶性细胞繁殖 —→ 白血病
白血病可能致病因素

三、白血病的临床表现

白血病的常见临床表现如下。

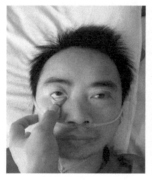

贫血（结膜苍白）

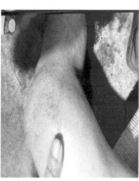

出血（皮肤有出血点）

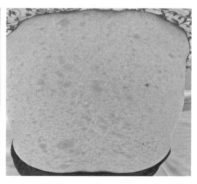

白血病细胞皮肤浸润

四、白血病的诊断

结合患者的临床表现、体征、骨髓形态学、流式细胞学、骨髓细胞遗传学及分子生物学检查（MICM分型），实现对白血病的精准诊断。

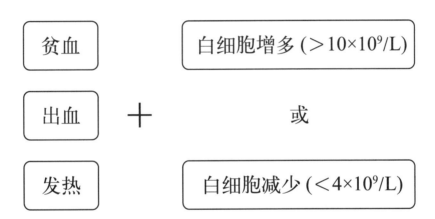

五、正确对待白血病

当你检查血常规时发现白细胞异常增多或减少，尤其是同时伴有贫血、出血或发热，就需要警惕血癌，需要去正规医院血液科进一步检查，如骨髓穿刺术等，尽早发现最重要！以免误诊、耽误治疗！

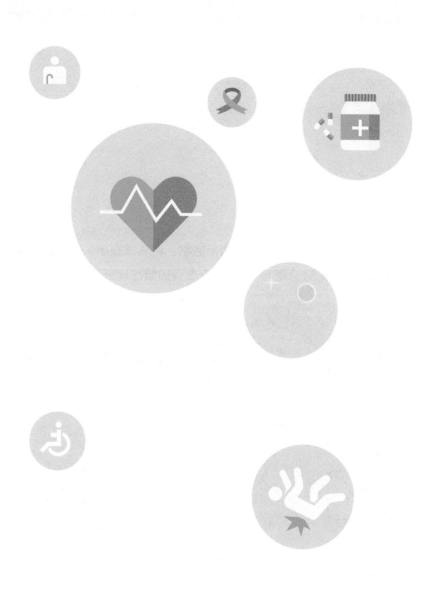

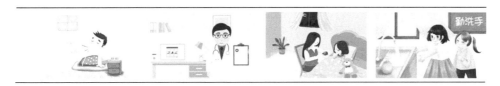

第三篇

常见疾病和意外的家庭急救

第十章 ｜ 常见意外事件和突发疾病的现场处置

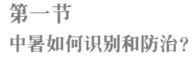

第一节
中暑如何识别和防治？

一、何为中暑？

中暑是指在高温环境下因人体体温调节功能紊乱而引起的以中枢神经系统和循环系统障碍为主要表现的急性疾病。除了高温、烈日曝晒外，工作强度过大、工作时间过长、睡眠不足、过度疲劳等均为诱因。

1.轻症中暑

体温往往在38℃以上，伴有面色潮红、大量出汗、皮肤灼热等。

2.重症中暑

严重的中暑，如不及时救治将会危及生命。其可分为三类。

① 热痉挛：大量出汗，口渴，饮水多而盐分补充却不足，肌肉痉挛、疼痛。

② 热衰竭：头晕、头痛、口渴、恶心、呕吐、皮肤湿冷或神志模糊，体温

正常或稍微偏高。

③ 热射病：体温急剧升高，出大量冷汗，继而无汗、呼吸浅快、脉搏细速、躁动不安、神志模糊，逐渐昏迷伴四肢抽搐。日射病：高热引起脑细胞受损，造成脑组织充血、水肿，出现剧烈头痛、恶心、呕吐、烦躁不安等。

二、中暑以后怎么办?

发现轻症中暑时，首先从高温环境撤离至凉爽通风的环境，并饮用含盐的凉饮，同时可在额颞部涂抹清凉油或服用人丹、十滴水、藿香正气水等对症处理。

重症中暑，需尽快入院治疗。

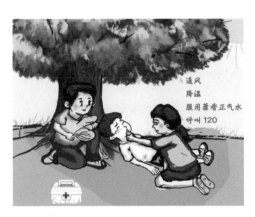

中暑后的急救措施

三、如何预防中暑?

① 在高温天气里，需要及时补充水分，同时多食生菜、黄瓜、西红柿等含水量高的蔬果，能有效降低中暑的概率。

② 夏日出门要备好防晒护具，准备充足的水和饮料。

③ 老人（＞65岁）、婴幼儿和儿童、慢性疾病和精神疾病患者应尽量留在室内并保持室内通风，避免正午外出或长时间在户外停留。

第二节
如何安全救助淹溺的伙伴?

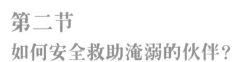

一、什么是淹溺?

淹溺指人淹没于水中，呼吸道被水、泥沙、杂草等堵塞，引起换气功能障碍、反射性喉头痉挛而缺氧、窒息，最后造成呼吸停止和心脏停搏而死亡。

二、遇见淹溺该如何自救或者救他人？

1.水中自救

不会游泳者，采取仰面体位，口鼻向上露出水面，保持冷静，手脚轻微划动保持平衡，设法呼吸，等待救援。

2.救护者下水施救

救护者应一手托着淹溺者的头颈，将面部托出水面，或抓其腋窝仰游至上岸，救护时应防被淹溺者抱住。

3.利用延伸物或漂浮物

竹竿、木棒、树枝、衣服、大毛巾、领带、长袜等都可延伸给淹溺者，让淹溺者抓住，拉回岸上；或向水中抛投浮力较大的物品，让落水者借助浮力自救或等待专业救援人员。

三、地面急救

① 拨打120呼救。

② 畅通呼吸道   淹溺者上岸后应首先清理口鼻内异物，保持气道通畅，清理口鼻内的泥沙、水草。用5 ~ 10s观察胸腹部是否有呼吸起伏，如没有呼吸或仅有濒死呼吸应尽快给予2 ~ 5次人工通气，每次吹气1s，确保能看到胸廓出现有效的起伏运动。

③ 胸外按压   如果淹溺者对初次通气无反应，将其置于地面开始胸外按压，按压与通气次数遵循30：2。

④ 早期除颤   在按压后尽快使用半自动体外除颤器(AED)。将患者胸壁擦干，连上AED电极片，打开AED，按照AED提示进行电击。

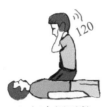

1. 打电话呼救。

2. 后仰溺水者头，抬高下巴。

3. 清理气道内泥沙。

4. 给溺水者吹气 2 ～ 5 次。

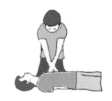

5. 手放在双乳连线中点垂直按压，深度 5cm，按压 30 次再吹气 2 次。

溺水者地面急救

四、预防

对从事水上工作者，应严格体检，经常进行水上自救、互救技能训练，下水前要做好充分准备活动。

未受过专业训练者，绝不可贸然下水救人，建议大声呼救，并及时拨打救援电话，等待专业救援。

儿童下水游泳，一定要有大人陪同。

第三节
发生触电怎么办？

一、什么是触电？

触电是指人体与电源直接接触后电流进入人体，使人出现痉挛、窒息、心室纤维性颤动、心搏骤停甚至死亡。

二、触电的原因有哪些？

触及家用电线或意外事故中折断的电线，接触某些带电体等可引起触电。严重程度取决于电流的种类和强度、触电部位的电阻、电流通过人体的路径以及触电持续时间长短。

三、触电后怎么进行紧急抢救?

① 立即切断电源,或用不导电物体如干燥的木棍、竹棒或干布等物使触电者尽快脱离电源。

② 检查伤员全身情况,使其就地躺平,仔细观察,应确保神志不清者气道通畅,呼叫或轻拍其肩部,以判定触电者是否意识丧失。若发现触电者出现心跳、呼吸骤停,立即进行心肺复苏。

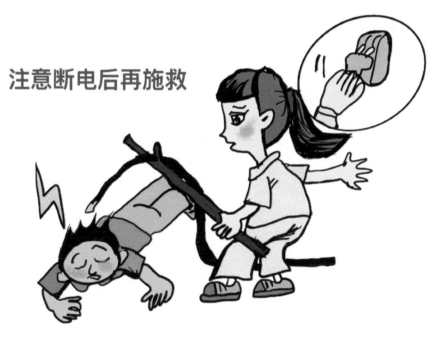

注意断电后再施救

触电紧急抢救

四、如何预防触电?

1.绝缘措施 良好的绝缘是保证电器和线路正常运行的必要条件。

2.屏护措施　采用屏护装置，如常用电器的绝缘外壳将带电体与外界隔绝开来。凡是金属材料制作的屏护装置，必须接地或接零。

3.间距措施　为防止人体触及或过分接近带电体，在带电体与地面之间、带电体与其他设备之间，应保持一定的安全间距。

4.室内措施　不要用湿手接触插头和开关，不要把毛巾、衣服或被褥等放在电线上晾晒。购买质量好的家用电器，严格按照说明书的要求使用家电。

第四节
学会心肺复苏，给生命继续一个机会

一、什么是心肺复苏？

心肺复苏术(CPR)是指当患者呼吸终止及心跳停止时，合并使用人工呼吸及胸外按压来急救的技术。

二、什么时候可以进行心肺复苏？

CPR是为了挽救心搏骤停的患者，只有当我们遇到心搏骤停的患者才会用到它。

三、CPR怎么做才是正确的？

① 评估抢救环境安全情况，跪于患者旁大声呼喊"喂，你怎么了"以判断患者意识，如意识丧失，立即拨打120，并将患者翻转至仰卧位，松解其衣服。

② 判断患者颈动脉搏动，并观察呼吸。

③ 在患者两乳头连线中点（胸骨中下1/3处），用左手掌根紧贴病人的胸

部，两手重叠，左手五指翘起，双臂伸直，用上身力量用力按压。按压深度至少5cm，按压30次(频率 > 100次/min)。

④ 按压30次后开放气道(下颌骨与耳垂连线与地面垂直)，清理呼吸道。急救者捏紧患者鼻翼两侧，另一手托起患者下颌将其口唇张开，盖上纱布或手帕，吸一口气后双唇包绕密封患者口周，均匀缓慢吹气，吹气时间大于1s，吹气时观察胸廓，见胸廓抬起后放松捏鼻翼的手指，观察呼气。连续吹气2次。

⑤ 进行5个30∶2的周期（每个周期包括30次心脏按压和2次人工呼吸）操作后评估：颈动脉搏动恢复；自主呼吸恢复；口唇和甲床颜色转红润；瞳孔回缩；如120救护已到达，此时测血压收缩压大于60mmHg，则表示心肺复苏成功，转送医院进行进一步生命支持，未恢复时继续操作，如除颤仪到达可给予电除颤。

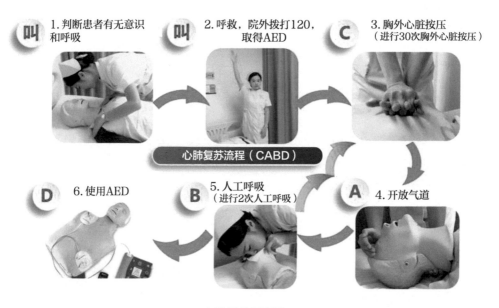

心肺复苏示意图

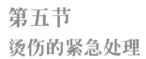

第五节
烫伤的紧急处理

一、什么是烫伤?

烫伤是由无火焰的高温液体（沸水、热油、钢水）、高温固体（烧热的金属等）或高温气体等所致的组织损伤。

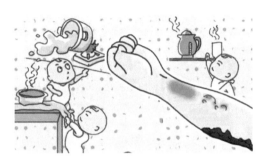

常见的烫伤情况

二、烫伤的分度及紧急处理?

1. Ⅰ度烫伤

伤及表皮层，受伤皮肤红肿、疼痛，但无水疱出现。应立即脱去患处衣物，将无破损创面放入冷水中浸洗半小时。

2. Ⅱ度烫伤

一般分深二度和浅二度。伤及真皮层，局部红肿、发热，疼痛难忍，有大小不等的水疱。大水疱可用消毒针刺破边缘放水，涂上烫伤膏后包扎，松紧要适度。

3. Ⅲ度烫伤

全层皮肤受伤，皮肤焦黑、坏死，无水疱、疼痛感。应用干净布包住创面及时送往医院。切不可在创面上涂紫药水或膏类药物，影响病情观察与处理。

　　切记：如烫伤严重，不能用脏污的水冲洗或者浸泡伤口，否则会引起肌肤溃烂，加重伤势。严重烫伤，出现呼吸、心跳停止者，立即进行心肺复苏。伤员烦渴时，可给少量的淡盐水服用，绝不可以在短时间内服用大量的白开水，避免脑水肿的发生。

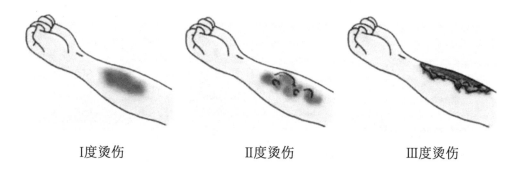

| I度烫伤 | II度烫伤 | III度烫伤 |

三、如何预防烫伤?

　　① 冬季使用热水袋保暖时，热水袋外边用毛巾包裹，手摸上去不烫为宜。

　　② 洗澡时水温不高于40℃，因为水温在65 ~ 70℃时，2s内就可能使幼儿严重烫伤。

　　③ 暖气和火炉的周围一定要设围栏，不要让孩子进入厨房。家庭成员时常进行防烫伤知识学习，提醒孩子自我防烫。

第六节
被毒蛇咬伤了该怎么办？

一、毒蛇咬伤

　　被毒蛇咬伤后毒液会通过血液循环流遍全身，从而使局部乃至全身出现不同程度的中毒症状，若不及时处理甚至可能会丧命。

二、蛇毒的分类

1.血液循环毒素

如竹叶青、五步蛇等，被咬伤处迅速肿胀、发硬、流血不止、剧痛，皮肤呈紫黑色，淋巴结肿大。

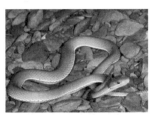

2.神经毒素

如金环蛇、银环蛇等，被咬伤后局部肿胀不明显，伤后数小时内出现全身肌肉颤抖、吞咽困难、全身抽搐、呼吸肌麻痹而死亡。

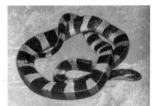

3.混合毒素

眼镜蛇和眼镜王蛇等，伤口迅速出现发黑坏死，既有神经症状，又有血液循环毒素造成的损害。

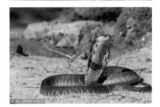

三、病情评估

如出现心跳、呼吸骤停，立即心肺复苏,然后依次判断是否为蛇咬伤、蛇有毒或无毒、何种蛇、蛇毒量，拍下蛇的照片以便医师识别。

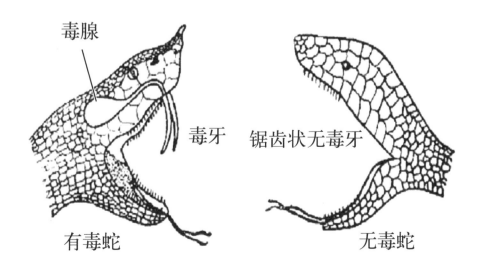

四、被毒蛇咬伤后的应急处理

① 被毒蛇咬伤后要镇定，减少活动，立即用布带在咬伤处近心端大关节上方约10cm处进行绑扎，绑扎松紧适度，不影响血供，待局部伤口处理后解除绑扎。可沿牙痕纵向小切口切开并予以大量清水冲洗，减少毒素的吸收，但被五步蛇等血液循环毒素的蛇咬伤后切忌切开。

② 迅速拨打120，去医院进行正规治疗。

五、如何预防被毒蛇咬伤？

在有毒蛇出没的地区游玩，最好穿靴子。

在有毒蛇的丛林和草地中行走，还应戴帽子，备一根手杖或木棒，切忌在丛林或草地中大便。

应避免在夜间外出，此时毒蛇活跃，且能见度又差，增加了无意间惊动毒蛇的机会。

第七节
骨折、脱臼急救小知识

不论是在运动还是在日常生活中，骨折、脱臼等骨科意外都是难以避免的。意外发生后正确的处理方式对患处的治疗和恢复起着至关重要的作用，所以多了解一些骨科急救常识对自己和他人都是一个保障。

一、骨折急救法

1.初步评估

迅速有效地判定患者的伤情，及早发现和处理颅脑伤、胸腹部伤。

2.止血

可采用指压、包扎、止血带等办法止血。

3.包扎

可以用清洁的布片、衣物覆盖伤口，再用布带包扎；包扎时，不宜过紧，也不宜过松。伤口表面的异物要取掉，如遇骨折端外露，注意不要尝试将骨折端放回原处，应继续保持外露，以免将细菌带入伤口深部引起深部感染。

4.妥善固定

急救现场可就地取材，如木棍、板条、树枝、手杖或硬纸板等都可作为固定器材，其长短以固定住骨折处上下两个关节为准。如找不到固定的硬物，也可将受伤的上肢绑在胸部，将受伤的下肢同健侧下肢绑在一起。

5.安全转运

经以上现场救护后，应将伤员迅速、安全地转运到医院救治。转运途中要注意动作轻稳，防止震动和碰撞伤肢，以减少伤员的疼痛；转运过程中注意其保暖和制动。

二、脱臼急救法

1.肘关节脱臼

可把肘部弯成直角，用三角巾把前臂和肘托起，挂在颈上。

2.肩关节脱臼

可用三角巾托起前臂，挂在颈上，再用一条宽带连上臂缠过胸部，在对侧胸前打结，把脱臼关节上部固定住。

3.髋关节脱臼

应用担架将患者尽快送往医院。

三、骨折、脱位的预防

在平常工作生活当中，注意保护自己，严格遵守安全作业管理规定，防止意外的发生！禁止做超过自己身体承受能力的危险工作。

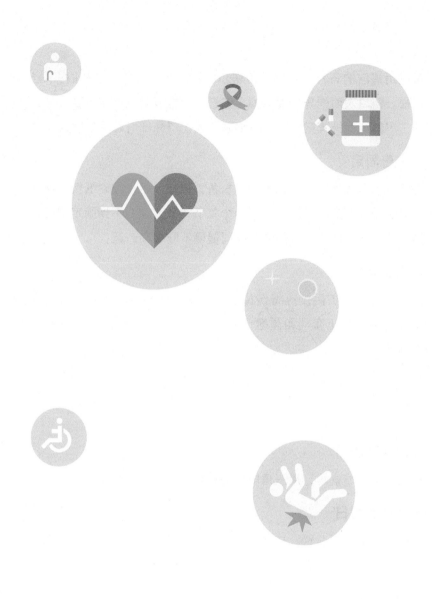

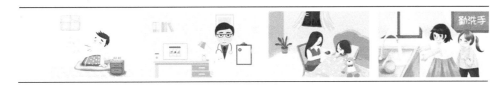

第四篇

妇科疾病与健康

第十一章 | 关注女性健康

第一节
你的月经还好吗？

一、你的月经正常吗？

正常月经周期是21 ~ 35天，平均28天，提前或推迟7天为正常；经期持续2 ~ 8天，量约20 ~ 60ml；不符合上述情况均应考虑月经病。

月经病指月经周期、经期、经量等异常，非生理性停经闭经，以及伴随月经周期或绝经前后所出现的有关症状为特征的一类疾病。

二、引起月经病的原因

月经病多发于青春期和绝经过渡期。

① 精神因素；② 药物因素；③ 疾病因素；④ 其他因素。

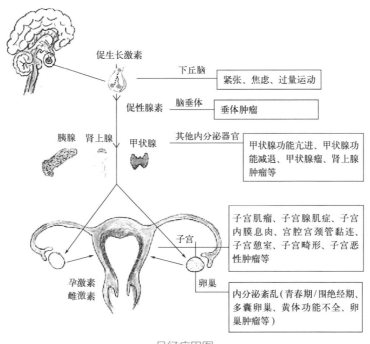

促生长激素

下丘脑 —— 紧张、焦虑、过量运动

促性腺素 — 脑垂体 —— 垂体肿瘤

胰腺　肾上腺　甲状腺 —— 其他内分泌器官 —— 甲状腺功能亢进、甲状腺功能减退、甲状腺瘤、肾上腺肿瘤等

子宫 —— 子宫肌瘤、子宫腺肌症、子宫内膜息肉、宫腔宫颈管黏连、子宫憩室、子宫畸形、子宫恶性肿瘤等

孕激素
雌激素

卵巢 —— 内分泌紊乱(青春期/围绝经期、多囊卵巢、黄体功能不全、卵巢肿瘤等)

月经病因图

三、月经病需要做哪些检查?

① B超检查　反映子宫、卵巢及盆腔情况。

② 内分泌激素检查　如性激素、甲状腺激素、肾上腺激素等,了解体内激素情况。

③ 诊断性刮宫,病理学检查　不只是诊断,还可以起到止血治疗的作用。

④ 宫腔镜或腹腔镜探查　了解子宫腔以及盆腔器官的病变。

四、患月经病应该做什么?

① 任何闭经诊断前应排除妊娠可能。

② 药物调经治疗所用激素是雌孕激素,它的用途很多,但不正确地使用也可能引起血栓、肿瘤、肝肾功能损害等危害,所以应在医生的指导下使用。

③ 积极治疗全身性疾病,改善机体体质,保证足够营养,保持标准体重,疏解焦虑情绪。

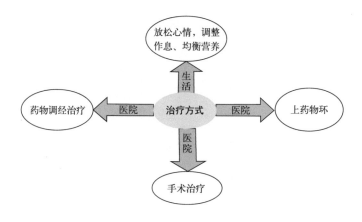

第二节
青春期生理卫生

一、青春期

青春期是由童年向成年过渡的时期，也是性功能不成熟转变至性功能成熟的时期。我们的身体像开了闸的河水，迅速增长，同时出现了第二性征：乳房发育、月经来潮等。

二、青春期月经及卫生

月经来潮，标志着女性青春期的开始。我国女性初潮年龄的范围为13 ～ 15岁。如果11岁前来月经或18岁后还未来月经，应去医院检查诊治。

痛经是行经前后或经期出现的下腹部疼痛，这时可服用30%陈皮酊10ml，每日3次；或用生姜3片，加红糖煮沸服用，使血流通畅，疼痛缓解或消失。食用艾叶煮蛋亦可见效。

痛经时应注意经期卫生、注意保暖、保证充分睡眠与均衡营养、保持心情愉快、避免剧烈运动；若无法缓解，及时到医院就诊。

三、青春期如何避孕？

最适合少女的避孕方法是"安全套"，不仅能够避孕，还能够预防性传播疾病。万一没有避孕或者避孕失败，首选紧急避孕药，在无保护的性生活后72h内服用，不仅简单、方便，而且效果可靠。但是，不能把紧急避孕药当做常规的避孕手段，一般每年使用不超过3次。

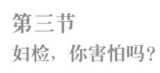

第三节
妇检，你害怕吗？

妇科检查可有效发现疾病，便于对症治疗，避免错过治疗时机而耽误病情。因此，妇检在女性生殖健康方面异常重要，可以早日发现疾病、优生优育、提高肿瘤发现率、提高保健意识。

一、妇科检查发现了什么？

妇科检查能够发现宫颈息肉等宫颈病变，以及外阴湿疣、阴道炎、子宫脱垂等，还可发现子宫肌瘤、卵巢肿瘤、盆腔炎等疾病。

二、你需要妇科检查吗？

适应人群：有过性生活的女性，应每年一次妇科体检；出现白带异常、外阴瘙痒、月经不调、痛经等症状，随时进行妇科体检。

妇科检查有以下几点注意事项。

① 穿着打扮：选择便于穿脱的衣服，避免穿着复杂难解的服饰。

② 时间选择：月经结束后3～7天，如果无法把握好时间，也最好选择避开月经期；异常阴道流血应立即就诊。

③ 准备工作要做好：记录好最近3个月的月经情况。

④ 暂别性生活。

⑤ 注意休息，排空小便。

⑥ 不要冲洗阴道。

⑦ 如为复诊或曾经有手术史，请带上相关病历和有关资料。

第十二章 ｜ 关注产妇健康

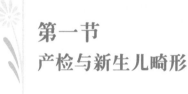

第一节
产检与新生儿畸形

一、为什么要产检?

规范和系统的产前检查是确保母子健康与安全的关键环节，是提高妊娠质量、减少新生儿出生缺陷的重要措施。

二、产前检查的计划

① 确定孕妇和胎儿的健康状况。

② 估计和核对孕龄。

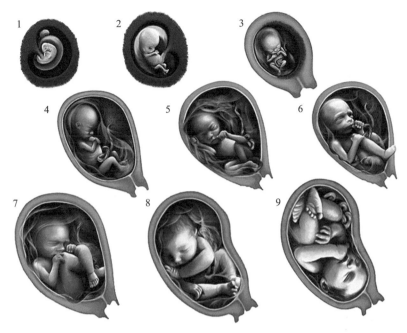

胎儿发育示意图

③ 产前检查的计划　按产前检查计划表进行产前检查。产检的B超可筛查出一些胎儿畸形，如先天性心脏病、神经管畸形、唇腭裂、肢体畸形、脑积水、多指/趾等。

孕期	产检频率	重点项目	产检目的	备注
早孕期（发现怀孕至13+6周）	孕6周孕12周较多	血HCG、尿十项	检查是否正常妊娠	每次产检都需做尿检
		B超	确认胚胎状态（胎心、胎芽正常）	孕6～8周
		血项化验	确认孕妇身体状态：生化、甲功、乙肝、丙肝、艾滋、梅毒、TORCH筛查、血常规、血型等	孕早期抽血项目较多，建议适量喝点温水
		妇科检查		
		B超筛查NT	排查胎儿神经管缺陷	11～13周

续表

孕期	产检频率	重点项目	产检目的	备注
中孕期 （14～28周）	4周一次	唐筛 （或无创DNA）	排查唐氏综合征	空腹
		B超（大排畸）	筛查胎儿畸形	单胎 22～24周 检查； 双胎 20～22周 检查
		OGTT（糖筛）	筛查妊娠期糖尿病	24～28周
		乙肝抗原复查	排除孕期乙肝感染	－
晚孕期 （28～36周）	2周一次	骨盆测定	检查骨盆性状，初步判断是否可以顺产	
		B超（小排畸）	筛查胎儿畸形，检查胎儿发育	单胎 28～30周 检查； 双胎 26～28周 检查
		评估胎儿体重	结合B超评估胎儿体重	－
		胎心监护	检测胎儿心跳，判断是否缺氧	34周开始 进行
		复查OGTT	复查妊娠期糖尿病情况	只针对高危 产妇
晚孕期 （36～结束 分娩前）	每周1次	血项化验	确认孕妇产前身体状态：血常规、凝血功能、不规则抗体、病毒八项	－
		阴道分泌物 GBS筛查	避免胎儿阴道内感染	36～37周， 产前鉴定
		B超	评估胎儿大小	
		胎心监护	检测胎儿心跳和宫缩频率	－

三、产检 ≠ 彩超

产检不是一次检查，而是 7 ~ 11 次定期检查，是整个孕期的动态检查。产检不是只关注胎儿的安危，也包括准妈妈的健康。

四、唐氏筛查 ≠ 无创 DNA

唐氏筛查就是在产前通过对孕妇血液抽取化验，检查筛选 18 三体综合征、13 三体综合征、唐氏综合征（又称：21 三体综合征）、神经管畸形胎儿，从筛查结果可以判断胎儿是否存在先天性智力缺陷以及胎儿患有唐氏综合征的危险程度。若筛查结果为高危，则需要进行进一步确诊性检查——无创 DNA 检查或羊膜腔穿刺检查。

五、唐氏筛查 ≠ 糖筛

OGTT 主要是检查孕妇血糖情况，排除糖尿病。

六、如何预防胎儿畸形？

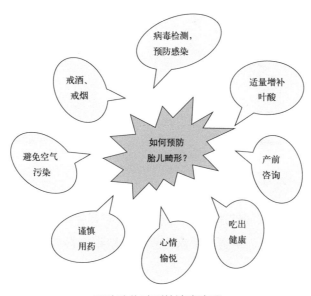

预防胎儿畸形的注意事项

第二节
盆底康复治疗

你是否有出门就先找厕所位置的尴尬？你是否有咳嗽打喷嚏时漏尿的情况？您是否有盆腔脏器下坠的感觉？如果是的话，很不幸，你可能患有女性盆底功能障碍性疾病！

一、什么是女性盆底功能障碍性疾病？

女性盆底功能障碍性疾病是一种中老年妇女常见疾病，是因为怀孕、多产、产后过早体力劳动、长期咳嗽、便秘等导致的盆底肌损伤而影响女性生活质量的一类疾病。

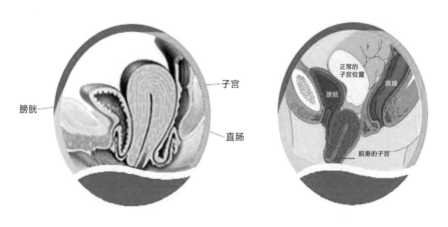

正常位置的子宫及膀胱、直肠   脱垂的子宫

盆底肌是封闭骨盆底的肌肉群，它原本是有弹性、充满活力的，犹如一张"吊网"，把尿道、膀胱、阴道、子宫、直肠等组织器官紧紧"吊住"，从而维持正常功能位置。

二、盆底功能障碍会有哪些表现？

盆底功能障碍表现的症状包括尿失禁、盆腔脏器脱垂、性功能障碍等。

三、盆底康复治疗的最佳时间是什么时候？

无论阴道分娩还是剖宫产，均不可避免地对盆底肌造成损伤。产后需要给子宫一个恢复期，恶露排净也需要一个时间阶段。因此，通过综合数据，建议产后42天左右进行盆底筛查，及时发现问题。如有问题，及时进行盆底康复治疗。

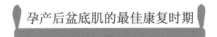

子宫康复期　产后42天　　　　　　　　产后3个月　　持续加强

四、产后盆底家庭康复的重要性

医院的治疗只是一部分，家庭康复尤为重要，每天做凯格尔运动，阴道收缩3s，放松3s，每天坚持10 ~ 20min，可以防止尿失禁。配合阴道哑铃训练效果更佳。

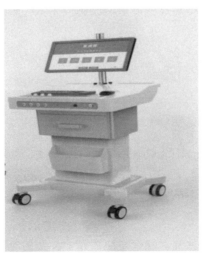

盆底治疗仪

五、盆底治疗的受益者

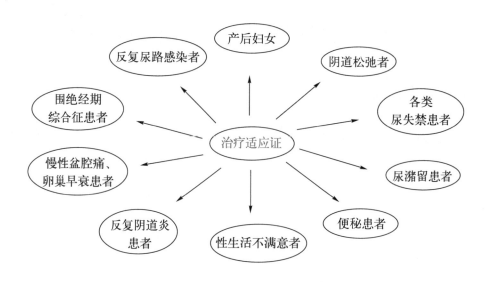

第三节
二胎备孕注意事项

不要以为怀二胎只是妈妈一个人的事，其实二胎是整个家庭的大事，爸爸、妈妈、大宝、家里老人均得有充分准备。二胎说生就生吗？二胎你准备好了吗？

一、宝妈健康的身体很重要

1.锻炼身体，远离肥胖

标准体重约等于身高-105，标准体重±10%为正常体重。妈妈身体棒棒的，二胎才能棒棒的！

2.保证饮食均衡

在备孕期间杜绝腌制食物、烧烤及高糖食物。及时补充叶酸、含锌食物能使出生的宝宝更健康。

3.二胎备孕需要做哪些检查呢?

女性常规孕前检查项目主要包括：常规必检项目、生殖系统检查、梅毒血清抗体检测、艾滋病毒抗体检测等性传播疾病的检查，以及宫颈防癌刮片，还应做相应的妇科检查及B超等辅助检查。

宝爸重点检查精液和生殖系统。

4.注意正在服用的药物

计划怀二胎的女性至少应提前6个月停止服用避孕药。

二、二胎备孕什么时候最合适?

夫妻双方什么时候可以将二胎计划提上日程呢？那就要考虑两次分娩的间隔时间。第一胎是顺产的话，一般只要经过1年就可以考虑怀第二胎。第一胎是剖宫产的妈妈，建议两年后再怀第二胎。如果个别的女性已经做了绝育手术，准备再怀孕，可以先做输卵管复通手术，再考虑怀孕。

三、提升二胎命中率有秘诀

① 每周同房2次，可以更好地保证精子的质和量。
② 准确抓住排卵日期安排性生活就是抓住了受孕的最佳时机。
③ 要提高受孕概率，男上位同房姿势比其他姿势好。

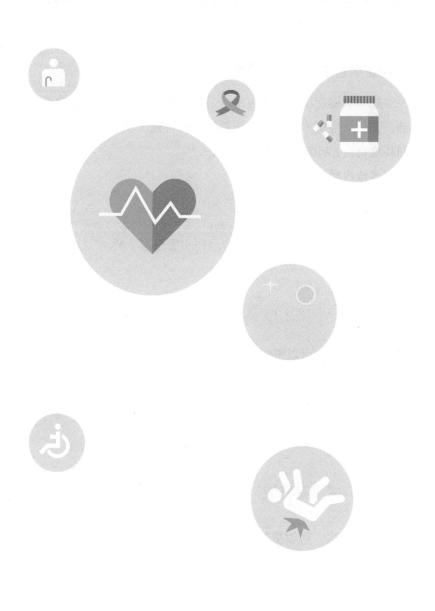

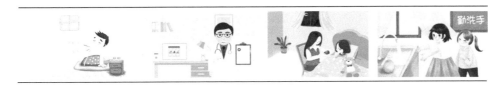

第五篇

儿童保健与营养

第十三章 ｜ 新生儿保健

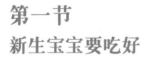

第一节
新生宝宝要吃好

新生儿出生后，应该尽早吸吮母乳，积极吸吮可以促使母乳分泌，提高母乳喂养率。母乳不足时加配方乳喂养。宝宝的喂养是新手爸妈最关心的，如何健康喂养是关键。

一、宝宝胃有多大？要吃多少奶？

儿童的胃容量随着年龄的增长不断增加，因此所需奶量也逐步增加。1 ~ 2月龄的婴儿日间 < 2h哺乳一次，这时期如婴儿睡眠时间 > 4h,建议将婴儿唤醒哺喂，尽量避免奶量摄入不足。夜间哺乳间隔可延长至3 ~ 5h。24h母乳喂养次数建议为8 ~ 10次。

成长时期	1～2天	3～6天	7天～6个月	6个月～1年	成人
胃的大小	豌豆	葡萄	草莓	西柚	小号白兰瓜
胃容量	7～13ml	30～60ml	60～90ml	90～480ml	950ml

不同成长时期胃的大小及相对应的容量

二、宝宝饿了吗?

　　早期识别新生儿是否饥饿，及时喂养是建立良好进食习惯的关键。家长应该发现宝宝饥饿的早期信号，避免其哭闹后再哺喂，这会增加哺喂困难。宝宝停止吸吮、张嘴、头转开、放松愉悦的表情等往往代表饱腹感，不要再强迫其进食了。

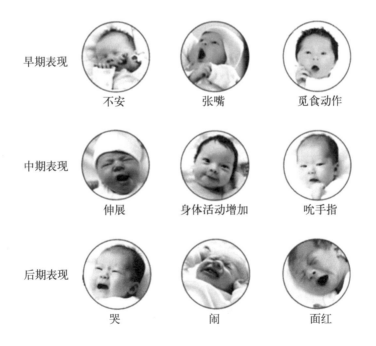

早期表现	不安	张嘴	觅食动作
中期表现	伸展	身体活动增加	吮手指
后期表现	哭	闹	面红

婴儿饥饿不同阶段的表情及动作

摘自：江帆，毛萌 .0～3 岁婴幼儿喂养建议 (基层医师版) [J]. 中华儿科杂志，2016，54 (12)：883-890.

三、母乳喂养有哪些好处？

母乳是宝宝人生的第一笔财富！

① 母乳是最合适宝宝的食物，再好的配方乳粉都不如母乳。

② 母乳营养全面，宝宝少生病、更聪明。

③ 增进妈妈和宝宝的感情，促进家庭和谐。

④ 母乳更安全、经济、方便。

⑤ 母乳喂养有益于妈妈产后的身体康复。

四、常用的母乳喂养姿势

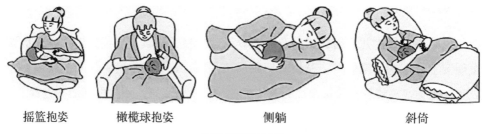

摇篮抱姿　　　橄榄球抱姿　　　　　　侧躺　　　　　　　斜倚

母乳喂养姿势图

不管采用哪种姿势，妈妈都需要注意：宝宝的头和身体要在一条直线上；宝宝的嘴巴张大，嘴唇外翻；宝宝的下巴和鼻子贴近妈妈乳房，但乳房不堵住宝宝鼻子，不要影响宝宝呼吸；大部分乳晕被含在宝宝嘴里。

五、催奶的有效方法有哪些？

① 让宝宝多吸妈妈的乳头，宝宝是最好的催乳师。

② 妈妈要多喝汤，如猪脚花生汤、鲫鱼汤、排骨汤、鸡汤等。

③ 夜间也要哺乳，因为夜间乳汁分泌量比白天要多。

④ 妈妈心情要愉悦，多休息。

⑤ 对乳房进行有效按摩。

六、宝宝母乳喂养，哺乳真的够吗？

爸爸妈妈应该注意宝宝的体重、大小便情况。

1.体重

一般出生后7 ~ 10天体重恢复至出生当天体重。出生1周后，每月体重增加小于500g，提示喂养不足；每月体重增加大于1500g，提示喂养过量。

2.大小便

出生72h后大便每日2 ~ 4次，小便每日6 ~ 8次，尿液呈无色或淡黄色。大便、小便次数少，尿黄，可能提示喂养不足。

七、宝宝得了母乳性黄疸，真的该停母乳吗?

① 母乳喂养相关性黄疸：一般为出生后1周内，宝宝由于没有得到充足的乳汁，肠道蠕动减少，胎粪排出延迟而导致。因此出生后多喂奶、多排便有利于黄疸的缓解。

② 母乳性黄疸，多为出生后1 ~ 3个月内仍有黄疸，但需要排除其他疾病引起黄疸的可能，是由于母乳中酶水平较高，胆红素肠道吸收增加所致。母乳性黄疸一般不需要治疗，停喂母乳2 ~ 3天，黄疸可明显减轻；如黄疸仍高，建议遵医嘱治疗。若停止母乳。母亲仍要每3 ~ 5h挤奶一次，保持泌乳。

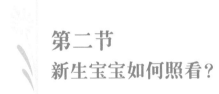

第二节
新生宝宝如何照看？

宝宝来了，妈妈们非常关心日常护理的相关知识和技巧，以预防新生儿感染的发生。

一、宝宝体温知多少?

宝宝所处的外环境应保持明亮、整洁、空气新鲜、湿度适中（50% ~ 60%），并维持适宜温度（22 ~ 24℃），使新生儿体温保持在36.5 ~ 37.3℃。

二、宝宝衣物选择及存放有讲究

新生儿的衣服应柔软、清洁、宽松，不要用纽扣，可以用带子代替，不可过紧束缚宝宝活动，以免损伤皮肤。

冬季穿衣过多，影响皮肤散热功能，容易发生捂热综合征，导致宝宝出现高热、脱水、缺氧、昏迷等危险。

衣物清洗注意清洁无刺激，日光晒是最简单、有效的消毒方法。切忌放置樟脑球，避免引发溶血。

三、宝宝脐部护理

关键是保持脐部清洁。脐部残端是细菌侵入新生儿机体的重要门户，轻者可引发脐炎，重者导致败血症和死亡。脐带未脱落前，每天用消毒棉棍蘸75%酒精擦拭。若脐部有脓性分泌物或红肿，及时就医。

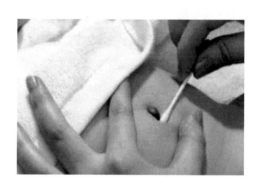

宝宝脐部护理

四、宝宝皮肤护理需谨慎

首先，保持宝宝皮肤清洁，勤换尿布，排便后及时清洗小屁屁。再者，宝宝每天洗澡，尤其注意皮肤褶皱处的清洁和干燥，宜用无刺激性的肥皂,浴后用软毛巾吸干,不宜用力擦。

五、新生儿探视规定

新生儿卧室应尽量减少人数，尤其不能让患有传染性疾病的人进入新生儿卧室，避免交叉感染。在接触和护理新生儿前应认真洗手。

第十四章　|　婴幼儿保健

第一节
宝宝的"满汉全席"

婴幼儿期是一生中生长发育的第一个高峰期，对能量和营养需求高于任何一个时期。但宝宝消化系统尚未成熟，妈妈爸爸们在如何给宝宝做好"满汉全席"（辅食）问题上需格外用心，既要为宝宝提供充足的生长所需能量，又要适应宝宝胃肠道的发育过程，建立规律哺喂的良好习惯。下面来看看婴幼儿喂养关注重点。

一、"满汉全席"吃什么？

母乳是婴儿最理想的食物，母乳喂养能满足婴儿6月龄内所需要的全部营养。母乳喂养有利于母子情感的交流，给婴儿最大的安全感，有利于婴儿心理行为和情感发展。婴儿配方乳是不能母乳喂养时的替代选择。

如何做好宝宝的"满汉全席"？

纯母乳喂养的宝宝满6月龄起必须添加辅食。混合或人工喂养的宝宝，可以从4个月开始添加。适时添加辅食，有利于宝宝味觉、吞咽功能及语言的发育。宝宝辅食添加可参考宝宝辅食表。妈妈们常见的喂养问题有宝宝吐辅食等，多是对新食物的抵抗（"厌新"），请妈妈们不要放弃，间断地持续提供新食物，可通过多次体验改善此类抵抗。

宝宝辅食表

时间	食物性状	种类	进食技巧	喂养频率及配方奶量
4～6月龄	泥状食物	菜泥、水果泥、含铁配方米粉	用勺喂	每天5～6次，总量600ml以上
7～9月龄	末状食物	粥、烂面、鱼虾蛋奶（泥、羹）蛋、动物肝泥、豆腐	学用杯	每天4～5次，总量700～900ml
10～11月龄	碎食物	软饭、肉末、碎菜、豆制品	自用勺和手抓食物	每天3～4次，总量700～900ml
1～3岁龄	正常食物	三餐主食，2～3次营养丰富的辅食（面包、牛乳）	自主进餐	每天2～3次，总量500ml

① 新食物添加要单独喂养，观察是否出现消化不良或过敏不适。

② 辅食过于精细，不利于宝宝咀嚼功能训练，影响宝宝面颊发育。

③ 1岁以内宝宝不添加盐、调味品，尽可能少糖，既可以让宝宝享受原汁原味的食物，也避免增加其肾脏负担。

二、监测体格指标，保持健康生长

宝宝应每月测一次身长和体重，并参照世界卫生组织的儿童生长曲线判断婴儿是否得到正确、合理喂养。每半年进行一次血常规筛查缺铁性贫血。

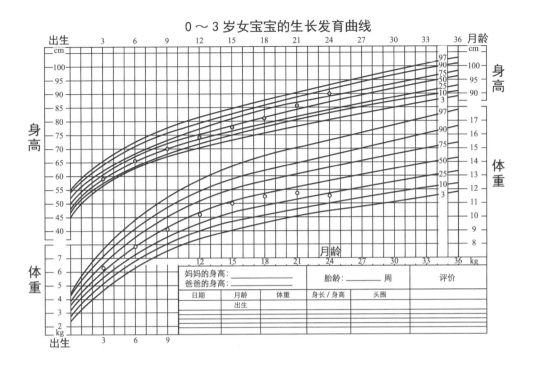

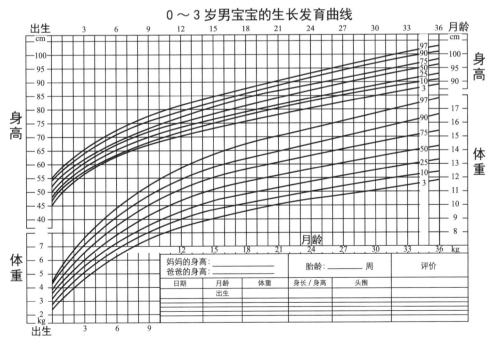

世界卫生组织的儿童生长曲线

第二节
宝宝的预防针

　　宝宝出生后体质弱，为了防止各种疾病的发生，要按计划进行疫苗接种，每个年龄段接种不同疫苗，现为各位爸爸妈妈整理了疫苗接种时间及注意事项。

一、宝宝接种疫苗到底预防什么?

　　预防接种，俗称打预防针，是控制消灭传染病最简便、最有效的方法，也是增强儿童免疫力、保障儿童健康的重要措施。我国传染病防治法规定，儿童入托（幼儿园）和小学入学必须完成国家计划免费疫苗接种。

儿童常规疫苗免疫程序

疫苗种类	接种时间	剂次	作用
乙肝疫苗	出生、1月龄、6月龄	3剂	预防乙型肝炎病毒
卡介苗	出生24h内	1剂	预防儿童结核病
脊髓灰质炎疫苗	2月龄、3月龄、4月龄、4岁	4剂	预防脊髓灰质炎（小儿麻痹症）
百白破三联疫苗	3月龄、5月龄、6月龄、18～24月龄	4剂	预防百日咳、白喉、破伤风
麻腮风疫苗	8月龄、18月龄	2剂	预防麻疹、流行性腮腺炎和风疹
乙脑灭活疫苗	8月龄（2次）、2岁、7岁	4剂	预防流行性乙型脑炎
流脑疫苗	6～18月龄内接种2次，2剂接种间隔3月	2剂	预防流行性脑脊髓膜炎

续表

疫苗种类	接种时间	剂次	作用
甲肝疫苗	18 月龄或 / 和 24 ～ 30 月龄	1/2 剂	预防甲型肝炎
白破疫苗	6 岁	1 剂	预防白喉、破伤风

二、打预防针前，宝妈宝爸们应注意些什么?

首先，接种疫苗前必须带上接种本，以便医生登记接种信息。再者，注意宝宝近几天有无发热、腹泻、咳嗽、惊厥等不适，如果有以上症状或患有心肝肾疾病、免疫功能异常、过敏史，请务必在接种前告知医生，由医生判断是否可接种疫苗。

三、打预防针后的注意事项

① 儿童接种疫苗后24h左右出现低热，针孔处有红肿、硬结、触痛等是正常现象，可在持续数小时后消失。

② 个别儿童出现高热，接种手臂红肿、发热、触痛，全身性皮疹等过敏反应以及其他不适，应及时向医生咨询，以便采取相应的措施。

③ 接种疫苗后一定要在医院观察30min，宝宝无不良反应才能离开。

④ 服用脊髓灰质炎减毒活疫苗（"糖丸 / 糖水"）前后半小时不宜喂热食及哺乳。

⑤ 卡介苗接种后2周左右，局部可出现红肿浸润，若随后化脓，形成小溃疡，流出一些分泌物，一般8 ～ 12周后结痂，留有一个瘢痕，这是接种卡介苗后的正常反应，一般不需要进行处理，但要注意局部清洁，防止继发感染。

第十五章 ｜ 学龄前与学龄期儿童保健

第一节
宝宝生病早知道

　　儿童定期进行健康体检，可以观察儿童的生长发育、营养状况，发现护理和喂养存在的问题，尽早发现异常和疾病，及时干预，指导爸爸妈妈们科学育儿、做好疾病预防，促进儿童健康成长。

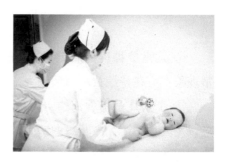

一、如何做好宝宝体检?

　　爸爸妈妈们应该每年都带孩子进行体检，按照0岁4次、1岁2次、2岁2次、3岁及以上每年1次的标准安排体检，3岁以下建议安排3、6、8、12、18、24、30、36月龄进行。具体体检内容可以参考下表。

0～14岁具体体检内容

0～14岁体检项目		年龄			
		0～6月龄	7月龄～1岁	1～3岁	4～14岁
档案建立	过敏史、家族史、喂养方式	√	√	√	√
基础检查	身高、体重、2岁内测头围和胸围	√	√	√	√
内科检查	肤色、皮肤、心、肺、腹部检查	√	√	√	√
外科检查	颈部、骨骼、外生殖器、脊柱	√	√	√	√
听力检查	检查听力情况	√	√		
耳镜检查	外耳道、耳膜，了解是否有中耳炎	√	√	√	√
尿常规	是否存在尿路感染、肾损伤	√	√	√	√
血常规	贫血、感染、血小板异常等情况		√	√	√
生化检查	心肝肾脏器功能、碱性磷酸酶			√	√
微量元素	血铅、钙及25羟维生素D测定		√	√	√
儿童发育评估	依据年龄判别大运动、精细动作、语言发展、社交能力、注意力等情况	√	√	√	√
眼科检查	视力筛查、眼球运动检查，进行用眼指导	√	√	√	√
口腔检查	3岁前牙保健、清洗				√

二、如何做到疾病早发现?

由于孩子免疫功能低下,季节变化容易患传染病,家长应该警惕,充分重视,有效预防。婴幼儿易患以下疾病。

1.感冒

感冒是一种急性上呼吸道传染病,主要表现为发热、咳嗽、流涕、咽痛、全身不适等,一般发热3 ~ 4天,可并发肺炎或中耳炎等。家长应做好以下几点:少带儿童去拥挤的公共场所;可接种流感疫苗;家中常备退热药,如高热不退、精神萎靡或有其他不适,请及时就医。

2.手足口病

肠道病毒感染所致,主要经粪-口途径、接触传播,传染性强,表现为手足口疱疹,重者并发脑炎、呼吸循环衰竭,危及生命。爸爸妈妈们应在宝宝患病后尽早将其隔离,避免传染他人。手足口病主要治疗方法是对症治疗,如出现持续高热不退、精神差、呕吐、惊跳、四肢抽搐等必须尽早就医。

三、如何预防?

家庭预防主要遵循"吃熟食、喝开水、勤通风、多洗手、晒太阳"15字原则,避免挑食、偏食,培养喜食新鲜果蔬、定时喝水的好习惯。

第二节
让危险远离宝宝

面对出生的新生儿,每个父母都特别小心,采取各种措施预防疾病。但随着宝宝年龄增长,特别是5岁以后,爸妈开始放松警惕。5 ~ 14岁儿童中,意外伤害是导致儿童死亡的主要原因。如何预防意外是让危险远离孩子的关键。

一、道路交通意外

由于汽车普及，交通意外呈上升趋势，而儿童的感官、认知方面未发育成熟，容易判断失误，极易导致危险。如何引导儿童做好自我安全防护？首先父母以身作则，以榜样的力量影响孩子；再者，通过相关书籍、动画片等不同形式反复提醒儿童，在路上行走时要提高警惕，关注来往车辆，避免在马路上打闹嬉戏，认真按交通规则过马路；最后，让孩子形成一种条件反射，即"停看听"，一到路口自然停下，不会在马路上玩耍。另外，儿童乘车时使用安全座椅和安全带可有效减少意外发生后对儿童造成的伤害。

二、溺水

溺水是我国儿童第一致死原因。作为家长，首先告知儿童要远离江河湖泊，不能在江河湖泊中进行游泳、戏水活动。再者，不能忽视游泳池，泳池溺水意外常有发生。孩子发生溺水时会被迅速淹没，容易被忽视，因此孩子游泳时一定要有专人时刻注意孩子状况。

三、其他伤害

① 意外坠落或跌落：可以提早做出防护。比如，在低于儿童高度的窗户或床上、楼梯口放置安全围栏，孩子在离地玩耍、奔跳时要有人看护，以防跌倒、跌落。给孩子选择合身的鞋子、衣服，减少孩子跌倒的风险。

② 异物意外：异物误入气道，一旦出现异物卡塞，立即予以儿童专用的背部冲压法，拍打背部直至异物排出。若不能排出，及时送医。日常培养孩子形成细嚼慢咽的习惯，不给孩子买容易误食的玩具。

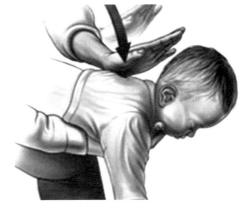

背部冲压法

第十六章 ｜ 小儿常见疾病预防及护理

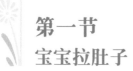

第一节
宝宝拉肚子

由于免疫系统、消化系统功能不成熟，或餐具、奶瓶消毒不彻底等问题，宝宝们很容易把病菌吃进去，被感染后引起小儿腹泻（俗称拉肚子）。

一、拉肚子要关注有无脱水

腹泻的主要危害是脱水，脱水是腹泻导致死亡的主要原因。当宝宝腹泻、呕吐，出现尿稍少、口渴等轻度脱水表现时，应及时采用口服补液盐进行补液；宝宝呕吐、腹泻持续，进食少，出现精神差、尿明显减少、皮肤干燥或其他异常情况时，一定要及时就医，以免耽误最佳治疗时机。

二、腹泻如何预防脱水？

口服补液盐不仅有效预防、治疗轻中度脱水，还能减少粪便量、呕吐次数以及静脉补液率。可贯穿于整个腹泻过程，需按说明服用。

三、宝宝腹泻需要禁食吗？

宝宝腹泻时禁食是不科学的，会更容易脱水，饥饿状态下腹泻反而更严重。建议可以进食清淡易消化的粥、面、瘦肉泥之类，但呕吐剧烈时需暂时禁食，呕吐缓解后恢复进食。

四、腹泻需要使用抗生素吗？

腹泻最好不要滥用抗生素，应依据病因适当使用，否则会引发菌群失调，转为慢性腹泻。

五、腹泻要立即止泻吗？

止泻可能会增加细菌繁殖和毒素的吸收，反而加重病情，因此极少情况需要立即使用止泻药物。但对于非感染性的腹泻，止泻药还是可以使用的，如蒙脱石散。蒙脱石散是一种常用的止泻药，主要作用在于吸附病原体和毒素，保护肠黏膜，辅以减少排便。儿童发生腹泻时要根据实际情况，在医生指导下使用止泻药。

第二节
维生素D缺乏性佝偻病

一些宝宝出生后6个月内开始出现枕秃、夜间哭闹、多汗，后期甚至出现"O"或"X"形腿，爸爸妈妈带去医院，医生说是佝偻病。宝妈宝爸们准备给孩子补钙，但医生却说单补钙是不够的。

一、佝偻病就是缺钙吗?

维生素D缺乏性佝偻病，简称佝偻病，是由于机体缺乏维生素D，小儿无法吸收食物中的钙，导致骨骼畸形，严重者影响大脑发育。因此补充钙剂同时还要补充维生素D。

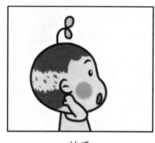 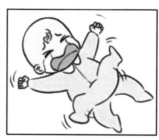 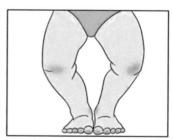

枕秃　　　　　　　　夜哭　　　　　　　　骨骼改变

二、如何补充维生素D和钙剂?

目前认为，预防营养性佝偻病联合应用维生素D与钙剂更为合理。如患儿出现佝偻病相关症状，家长不要盲目补钙，请及时就医，查明病因，明确是否需要补钙或调整补钙方案。

三、如何正确晒太阳补钙?

其实晒太阳本身并不补钙，而是通过光照促进维生素D合成，促使钙吸收。宝宝日光浴的正确方式是：遮住宝宝眼睛，让宝宝露头、露胳膊、露腿、露背，在户外晒太阳，每周晒3次，每次10 ～ 15min。但应避免在烈日下直晒。

钙的每日推荐摄取量可参考《中国居民膳食营养素参考摄入量（2023版)》。

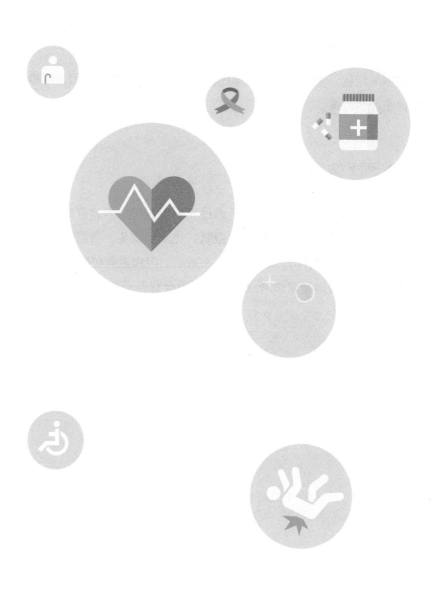

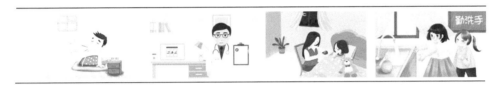

第六篇

早期癌症的预防及筛查

第十七章 | 早期癌症的预防

第一节
癌前病变应知道

一、什么是癌前病变?

癌症的发生发展可以分为癌前病变、原位癌及浸润癌三个阶段。当一个正常的细胞出现异常增生时,它就开始被赋予了癌变的可能,如果继续发展就有可能发展为癌症,因此被称为癌前病变,即癌症正式形成之前的一个预备状态。

二、癌前病变的误导

对于癌前病变,需要澄清一些模糊的认识:

① 癌前病变并不是癌;

② 癌前病变大多数不会演变成癌,仅仅是其中部分可能演变成癌;

③ 不能把癌前病变扩大化,把一些不属于癌前的病变当做癌前病变,出现问题要及时就医。

三、哪些是癌前病变?

1.黏膜白斑

黏膜白斑指发生在黏膜表面的白色斑块，黏膜上皮表层过度角化是白斑的特征之一，发展成癌的概率为4%左右。

2.慢性萎缩性胃炎

胃固有腺体的萎缩、变性、减少或消失及相应的再生、增生与肠化生，可以伴有或不伴有炎症细胞的浸润。

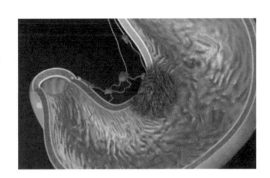

慢性萎缩性胃炎

3.子宫颈慢性炎症

在长期慢性炎症的刺激下，子宫颈管的柱状上皮可发生不典型增生。

4.结直肠腺瘤性息肉

大部分是管状腺瘤，少数为管状绒毛状腺瘤和绒毛状腺瘤。

5.交界痣

交界痣为褐色或黑色斑疹，可稍隆起，圆形，边界清楚，颜色均一，表面光滑，无毛。

四、癌前病变的处理

一旦发现癌前病变，不要惊慌失措，应采取积极的态度，如需手术治疗，则立即手术，必须定期复查。切不可忧心忡忡，背上沉重的思想包袱。因为长期的精神紧张会降低机体免疫力，加速细胞癌变进程。

平时要注重饮食，健康规律生活，适当运动，发现不适后尽早检查，定期参加体检，一定能做到对癌症实现三早：早发现、早诊断、早治疗，真正地做到防癌于未然。

第二节
健康生活可防癌

癌症是多种因素长期综合作用的结果，与生活方式及环境因素密切相关。癌症是人类健康的重大威胁之一，但在过去的20～30年里防癌抗癌已经取得了很多进步，发达国家的癌症死亡率呈现逐年递减趋势。健康的生活方式、早期诊断和不断提高的治疗手段是导致这一趋势的三大主要原因。那么，什么才是健康的生活方式？

① 保持健康的体重：将BMI（身体质量指数）控制在18.5～23.9，不要过胖，也不要过瘦。

② 积极运动：建议每天做至少60min的身体活动或者30min以上的有氧运动。

③ 摄入丰富的全谷物、蔬菜、水果和豆类，每顿饮食至少有2/3的植物性食物，其中每天水果摄入量达到300g以上。

④ 限制高脂、高糖、高淀粉的快餐以及其他加工食品的摄入，2～18岁的儿童/年轻人每日糖摄入量应不超过25g，2岁以下儿童饮食中不应包含添加糖。

⑤ 限制"红肉"和加工肉类的摄入，每周"红肉"及加工肉制品的摄入量不超过500g。

⑥ 限制含糖饮料的摄入，不论成人或儿童，都推荐以喝白开水为主，不喝或少喝含糖饮料。

⑦ 限制酒精摄入：研究表明，酒精可增加乳腺癌、肠癌、肝癌、口咽癌、食管癌和胃癌这6种癌症的风险。

⑧ 不要依赖膳食补充剂预防癌症，应当尽量从饮食中获取必要的营养素，只有在临床表现或生化指标提示营养缺乏时，才考虑服用营养补充剂。

⑨ 尽可能母乳喂养，不仅能降低母亲罹患乳腺癌的风险，还能帮助婴儿保持健康体重，让妈妈和孩子更健康。

这些健康生活方式的观点难免有些老生常谈，大多数人却很难坚持。其实每天改变一点点，令人畏惧的癌症就可以在生活中轻松避免。改变生活方式，并不如想象的那么难，正所谓"播种行为，收获习惯，播种习惯，收获人生"，让我们一起行动起来！

第十八章 | 早期癌症的筛查

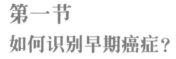

第一节
如何识别早期癌症？

癌症一般发生于体内深部器官，通常不易被发现，晚期的癌症治愈率较低，及早发现是治疗的关键。有哪些表现是癌症的早期信号呢？

① 身体任何部位的肿块，特别是逐渐增大的肿块；

② 疣或黑痣的发生；

③ 消化不良、腹部疼痛或肿块；

④ 进行性吞咽困难；

⑤ 持续性嘶哑、咳嗽、痰中带血；

⑥ 经期大出血，经期外或绝经后出血；

⑦ 鼻、耳分泌物带血，颈部肿块，视觉障碍；

⑧ 身体任何部位非创伤性的溃疡，尤其是久治不愈的伤口、溃疡；

⑨ 原因不明的疼痛及体重减轻；

⑩ 大便带血、腹泻便秘交替、血尿。

相当一部分癌症有警示症状，只要保持警惕，及时就诊，就可以早期发现。特别是中老年人、长期吸烟酗酒者、家族中有癌症患者者、有职业接触史者等，应定期查体，出现以上症状时应早诊早治。

第二节
需要进行哪些检查才能发现早期癌症？

很多癌症患者被发现时往往都已经是中晚期，这让很多人心生感叹，要是早一点发现该多好，如果早一点发现就有更多治愈的机会或者多了一线生存的希望。癌症的筛查其实并不能够阻止癌症的发生，通过癌症筛查这种方式，能够帮我们尽早地发现癌症，尽早地进行处理。这样的话，对于癌症患者的总体预后或者总体生存率就会有非常大的改善。我们可以通过以下检查来发现早期癌症。

① 各种常规检查　三大常规、肝肾功能等。

② 全面体格检查　比如体表肿块。

③ 影像学检查　包括X线、CT、MRI、B超、核医学检查等。

④ 肿瘤标志物检查　如甲胎蛋白、癌胚抗原等。

⑤ 内镜检查　食管镜、胃镜、结肠镜、支气管镜、膀胱镜、鼻咽镜等。

⑥ 病理学检查　如脱落细胞学检查、活组织检查。

根据世界卫生组织的统计，三分之一的癌症可以预防，三分之一的癌症可以获得根治，三分之一的癌症经过有效的治疗和自身调理，可以改善症状，延长生命。因此，早发现、早治疗是防癌抗癌的关键手段。

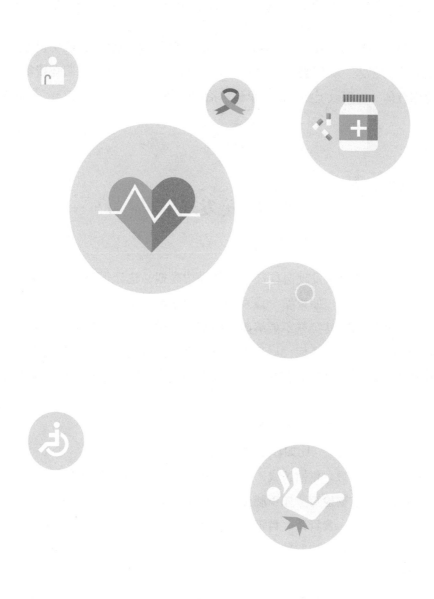

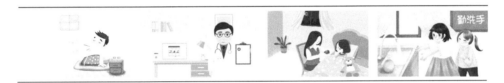

第七篇

好行为好营养

全民健康向未来

第十九章 | 健康生活方式 和谐快乐生活

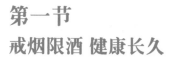

第一节
戒烟限酒 健康长久

一、吸烟有害健康

据统计，全球每年因烟草死亡的人数超700万，中国有100万，其中因为二手烟暴露增加的死亡人数接近10万。

1.烟的有害成分

① 有害气体有一氧化碳、二氧化氮、氢氰酸等，严重损伤人体呼吸系统和心脑血管系统。

② 焦油及多环芳烃为致癌物质。烟草烟雾中至少含69种致癌物。

③ 尼古丁可使人成瘾。

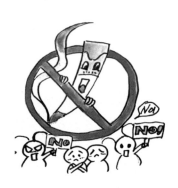

2.吸烟的害处

① 引起严重的肺部疾病：慢性支气管炎、肺气肿、青少年哮喘。

② 可引起以肺癌为主的多种恶性肿瘤，如喉癌、口腔癌、鼻咽癌等。

③ 可导致冠心病、脑卒中、骨质疏松、牙周炎等。

④ 影响男性的性能力及男性和女性的生育能力。

⑤ 孕妇吸烟或接触二手烟可影响胎儿成长，严重的导致流产。

⑥ 被迫吸入二手烟的人患肺癌、心脏病及其他与吸烟有关疾病的概率增加；儿童患支气管炎、肺炎的概率增加；可引发哮喘。

3.戒烟的好处

① 戒烟一年，可降低心脏病发作的风险。

② 戒烟两至五年，脑卒中风险可降到不吸烟水平。

③ 戒烟五年，患口腔癌、食管癌的风险可以降低一半。

④ 任何年龄戒烟均可受益。相比持续吸烟者，戒烟者生存时间更长。

二、过量饮酒损健康

《中国居民膳食指南》指出：

① 成年男性一天饮用的酒精量不超过25g，女性一天不超过15g。

② 高度白酒能量高，几乎不含其他营养素。如饮酒尽可能喝低度酒。

③ 啤酒中乙醇含量虽然不高，但男性每天饮用不能超过750ml，女性不能超过450ml。为减少痛风发作，血尿酸过高的人少喝或者不喝啤酒。

不同酒类所含酒精换算表

酒类	25g 酒精	15g 酒精
52 度白酒	50ml	30ml
38 度白酒	75ml	50ml
啤酒	750ml	450ml
葡萄酒	250ml	150ml

健康小卫士

1.饮酒应限量，不空腹喝酒，应搭配新鲜蔬菜、豆类和肉类。

2.严禁酗酒，特定职业严禁饮酒后工作。

3.儿童、青少年、孕妇、哺乳期妇女等特殊人群不宜饮酒。

4.糖尿病、消化道疾病、肝肾功能障碍的患者不应饮酒。

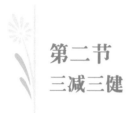

第二节
三减三健

一、什么是三减三健？

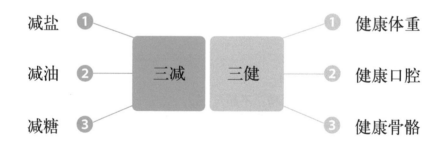

二、日常生活三减三健怎么做？

1.成人每天食盐不超过6g

① 使用限盐勺、罐，逐渐减少用量。

② 多采用蒸、煮、烤的烹调方法，尽量保留食物天然的味道。

③ 选用醋、姜、柠檬汁等替代调味。

④ 食用碘盐，烹制菜肴出锅时放盐。

⑤ 少吃零食，拒绝高盐食品。

⑥ 不要忽略隐形钠，包括酱油、酱类、咸菜及高盐食品，如10ml酱油含1.6 ~ 1.7g盐。

2.每天烹调油摄入量控制在25 ~ 30g

① 经常更换油的品种，多种油交替食用。

② 选择用油少的方式烹饪：蒸、煮、炖、拌等，少煎炸。

③ 少吃油炸食品，少喝各种肉汤、骨头汤。

④ 烹饪时肉类去皮，少用肥肉、五花肉。

3.控制添加糖的摄入

① 清淡饮食，少喝饮料，多喝水。摄入过多含糖饮料可增加龋齿、肥胖、痛风的发生风险。

② 少吃甜食、点心，远离添加糖。

③ 添加糖每天摄入量不超过50g，最好在25g以下。

4.维持健康体重

① 身体质量指数（BMI）：体重（kg）÷身高^2（m）。我国健康成年人的BMI应在18.5 ~ 23.9之间。

② 男性腰围不超过85cm，女性不超过80cm。

③ 关注体重从儿童、青少年开始，老年人适量运动。

④ 把运动锻炼与生活、工作、娱乐相结合。

5.关注口腔 健康口腔

① 早晚刷牙，饭后漱口。

② 从儿童开始养成刷牙习惯，掌握正确刷牙方法。

③ 使用含氟牙膏预防龋病。

④ 定期洁牙保持牙周健康。

⑤ 平衡膳食，营养均衡，有利于口腔健康。

⑥ 成人每年至少进行一次口腔检查，儿童半年一次，及时发现问题，及早治疗。

6.健康骨骼

20岁以后，随年龄增长，人体骨量会不可逆地下降。进入老年后容易发生骨质疏松甚至骨折，如何预防？

① 最关键的是充足的钙、维生素D和适量的运动。

② 抽烟，大量饮酒、含咖啡因的饮料、碳酸饮料都会损害骨骼健康。

③ 富含钙、低盐、适量蛋白质的均衡饮食对预防骨质疏松有益。

第三节
合理运动 防病健身

一、合理运动益处多

① 改善抑郁和焦虑情绪。

② 提高睡眠质量。

③ 促进大脑健康，改善帕金森病患者的认知功能。

④ 降低体重过度增加的风险。

⑤ 延缓高血压和2型糖尿病进程。

⑥ 降低癌症风险。

⑦ 减轻骨关节炎疼痛。

⑧ 降低老年人跌倒相关伤害的风险等。

⑨ 有助于预防慢性疾病，延长寿命。

二、合理运动规律做

运动类型	运动时间	运动次数	运动项目举例
低强度运动	每天累计30min以上	每天数次	走路、骑车、家务等
伸展运动	6～7个动作，每个30s	每周5～7次	瑜伽、柔软体操
有氧运动	每次20min以上	每周3～5次	慢跑、游泳、舞蹈、登山
肌肉运动	10个动作1组，做1～3组	每周2～3次	举重、仰卧起坐、俯卧撑

三、快乐运动巧支招

① 每周3～5次的中等强度有氧运动，每次不少于10min，最好天天运动。

② 抗阻运动，如哑铃、沙袋、健身器材，每周2～3次。可增加肌肉力量，改善平衡能力，预防摔倒。

③ 柔韧性运动，如太极拳、舞蹈、瑜伽等，随时可做。

④ 运动前先做准备活动，逐渐增加用力，运动后逐渐放松，不要马上停止活动。

⑤ 动则有益，适度量力，贵在坚持。

四、每天6000步，迈步向健康

快步走是最简单易行的身体活动，老少皆宜。

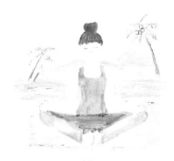
瑜伽40 min

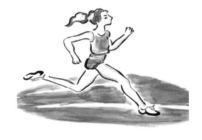
慢跑40 min

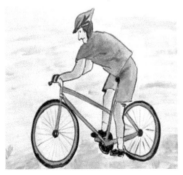
骑车40 min

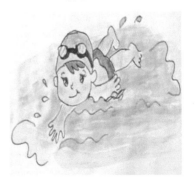
游泳30 min

与每天6000步运动量相当的其他健身活动

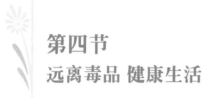

第四节
远离毒品 健康生活

一、什么是毒品?

毒品是指鸦片、海洛因、冰毒、吗啡、大麻、可卡因以及其他能够使人形成瘾癖的麻醉药品和精神药品。

二、吸毒的危害

1.毁灭自己

① 损伤人体脑神经细胞,出现精神障碍。

② 影响呼吸系统、心血管系统的生理功能,出现血压升高、心悸等。

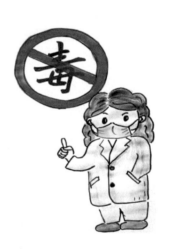

③ 影响正常的生殖能力,导致胎儿畸形。

④ 引起免疫功能的迅速下降。

⑤ 注射毒品有可能传播艾滋病、乙型肝炎、梅毒等传染病。

⑥ 吸毒过量会导致死亡。

⑦ 扭曲人格,毁灭人生。

2.祸及家人

一人吸毒,全家受害,倾家荡产,永无宁日。

3.危害社会

毒品引发各种违法犯罪活动,败坏社会风气,对社会安定构成极大的威胁。

三、不幸染上毒品，怎么办？

① 一定要尽快摆脱，初期尚未成瘾者，可去正规的医疗卫生机构、心理咨询和辅导机构寻求帮助。

② 已经成瘾者，采取劝导甚至强制手段尽快戒除毒瘾。

四、珍爱生命，拒绝毒品

① 树立积极向上的人生观，遵纪守法，珍爱生命。

② 加大预防教育力度，不要对毒品抱有好奇想尝试的想法。

③ 慎重交友，不结交吸毒、贩毒人员。

④ 抵制不良诱惑，不吸食摇头丸、K粉等兴奋剂。

⑤ 加大缉毒打击力度，不参与一切涉毒违法、犯罪的活动。

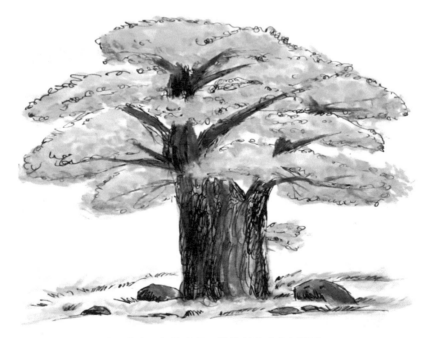

珍爱生命，拒绝毒品！让你的生命之树常青！

第二十章 ｜ 平衡膳食 助力健康

第一节
一图教你 吃出健康好营养

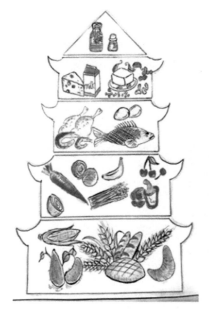

盐	<5g
油	25～30g
奶及奶制品	300~500g
大豆及坚果	25～35g
动物性食物	120～200g
——每周至少2次水产品	
——每天一个鸡蛋	
蔬菜类	300～500g
水果类	200～350g
谷类	200～300g
——全谷物和杂豆	50～150g
薯类	50～100g
水	1500～1700ml

中国居民平衡膳食宝塔

一、食物多样，谷物为主

食物品种多才能营养全,每日至少吃12种、每周至少吃25种以上的食物,如早餐4～5种，中餐5～6种，晚餐4～5种。做到有荤有素、粗细搭配、五颜六色、避免单一。主食杂粮互搭配，一日三餐都应有。

谷物
- 谷类：稻米、小麦、玉米、高粱等及其制品
- 杂豆：绿豆、红小豆、芸豆等
- 薯类：红薯、土豆等

二、多吃蔬果、奶类、大豆

1.餐餐有蔬菜，天天吃水果

蔬菜水果不能相互替代，注重新鲜和应季。每天半斤至一斤（250～500g），深色蔬菜占一半。腌菜、酱菜要少吃，水果每天要适量，两餐之间吃最佳。

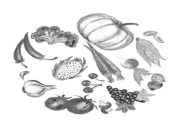

2.每天一杯奶

牛奶是人体钙质最好的来源，尽量选无添加的纯奶。

① 喝牛奶容易引起腹胀、腹泻的人可选低乳糖奶或舒化奶、酸奶。

② 超重、肥胖、高脂血症的人群可选择低脂或脱脂奶。

③ 糖尿病人群应慎选含白砂糖的奶制品。

④ 对牛奶蛋白过敏的人，应避免食用奶制品。

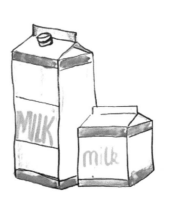

3.大豆蛋白是最好的植物性优质蛋白

大豆包括黄豆、黑豆和青豆等。常吃豆制品对预防心血管疾病、骨质疏松都有积极作用。

三、适量吃鱼、禽、蛋、瘦肉

优先选择鱼、禽类和鸡蛋，畜肉最好选瘦肉，少吃肥肉及加工类肉制品。每天一个蛋，蛋黄蛋白都要吃。

四、坚果好吃不过量，每天10g刚刚好

常见的坚果有花生、瓜子、核桃、松子、开心果、杏仁、板栗等。

五、饮水每日七八杯

每天饮水1500 ~ 1700ml，少喝饮料有益健康。

第二节
走出误区 吃好吃对才健康

生活中有哪些您不了解的饮食误区？

误区一：土鸡蛋营养价值高，生吃最营养

① 鸡蛋容易受到细菌污染。吃生鸡蛋、半熟鸡蛋会增加弓形虫等寄生虫感染的概率。

② 生鸡蛋蛋白质不易被吸收利用，还含有阻碍维生素B_7（生物素）吸收的成分，缺乏维生素B_7容易导致脱发、嘴角长鳞屑等。

③ 土鸡蛋、洋鸡蛋、有机蛋营养其实差不多，不必过多偏爱土鸡蛋。

营养小贴士：

1.每天吃7个新鲜的鸡蛋有益健康，最好采用煮和蒸的食用方法。

2.不宜用开水和豆浆冲鸡蛋，不吃溏心蛋。

误区二：喝汤比吃肉更滋补

① 肉类煲汤后绝大部分营养物质保留在肉里，汤里大部分是水，只有少量

水溶性物质，蛋白质只有1% ~ 2%，营养价值有限。

② 骨头汤并不补钙，要补钙还不如喝牛奶。

③ 乳白色的浓汤只是脂肪的乳化现象，和高营养不相干，三高人群不宜多喝。

营养小贴士：

1.喝汤吃肉才营养。

2.痛风、三高人群不喝或少喝肉汤，可选择蔬菜清汤。

3.煲汤应少油少盐，少吃汤泡饭。

误区三：吃芹菜降血压

芹菜富含膳食纤维，有一定控制血压的效果，但它是食物，不能代替药物起到降压的作用。

营养小贴士：

芹菜叶的营养比茎高，吃芹菜时不要丢弃芹菜叶！

误区四：喝果汁优于吃水果

水果在榨汁的过程中有很多营养素流失了，比如：抗氧化物质、水溶性维生素等。除非在生病或牙口不好的情况下，其他时候喝果汁不如直接吃水果。

营养小贴士：

勾兑的果汁饮料含糖高，尽量少喝。

误区五：苏打水比白开水营养

碱性食物并不能改变人体的酸碱性！喝苏打水也改变不了人体酸碱度！白开水才是最安全、最解渴、最经济实惠的首选饮用水。

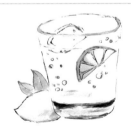

营养小贴士：

1.每天应少量多次、主动饮水。少喝含糖水，不盲信市面上含特殊功效的"功能水"。

2.白开水不宜放置太久，4h内最佳。不建议饮用隔夜水。

主要参考文献

[1]曾祥兴,李康生.流感百年:20世纪流感大流行的回顾与启示[J].医学与会,
2010,23(11):4-6.

[2]流行性感冒临床诊断和治疗指南(草案)[J].中华结核和呼吸杂志,2002(02):5-7.

[3]葛均波,徐永健,王辰.内科学[M].9版.北京：人民卫生出版社，2018.

[4]刘英华，薛长勇.301医院营养专家：远离慢性病从饮食开始[M].北京：化学工业
出版社，2017.

[5]陈孝平,汪建平.外科学[M].8版.北京:人民卫生出版社,2013:570-573.

[6]江帆,毛萌.0～3岁婴幼儿喂养建议(基层医师版)[J].中华儿科杂志,2016,54(12):883-
890.

[7]胡亚美，诸福棠.实用儿科学[M].8版.北京：人民卫生出版社，2015.

[8]控烟健康教育核心信息[J].中国预防医学杂志,2020,21(11):1192.